Kohlhammer

Psychotherapie kompakt

Herausgegeben von Nina Heinrichs, Rita Rosner, Günter H. Seidler, Carsten Spitzer, Rolf-Dieter Stieglitz und Bernhard Strauß

Begründet von Harald J. Freyberger, Rita Rosner, Ulrich Schweiger, Günter H. Seidler, Rolf-Dieter Stieglitz und Bernhard Strauß

Eine Übersicht aller lieferbaren und im Buchhandel angekündigten Bände der Reihe finden Sie unter:

https://shop.kohlhammer.de/psychotherapiekompakt

Die Autoren

Dr. phil. Charles Benoy, Psychologischer Psychotherapeut, Rehaklinik des Centre Hospitalier Neuro-Psychiatrique (CHNP), Luxemburg und Universitäre Psychiatrische Kliniken Basel (UPK), Schweiz.

Prof. Dr. rer. medic. Nina Romanczuk-Seiferth, Psychologische Psychotherapeutin, Diplom-Psychologin, MSB Medical School Berlin.

Dr. phil. Jeanette Villanueva, Psychologische Psychotherapeutin, Clienia Schlössli AG und Universitäre Psychiatrische Kliniken Basel (UPK), Schweiz.

Prof. Dr. phil. Andrew T. Gloster, Leiter der Abteilung für Klinische Psychologie und Interventionswissenschaft und Studiengangsleiter der Weiterbildung für Prozessbasierter Psychotherapie, Universität Basel, Schweiz.

Charles Benoy
Nina Romanczuk-Seiferth
Jeanette Villanueva
Andrew T. Gloster

Akzeptanz- und Commitment-Therapie (ACT)

Verlag W. Kohlhammer

Pharmakologische Daten verändern sich ständig. Verlag und Autoren tragen dafür Sorge, dass alle gemachten Angaben dem derzeitigen Wissensstand entsprechen. Eine Haftung hierfür kann jedoch nicht übernommen werden. Es empfiehlt sich, die Angaben anhand des Beipackzettels und der entsprechenden Fachinformationen zu überprüfen. Aufgrund der Auswahl häufig angewendeter Arzneimittel besteht kein Anspruch auf Vollständigkeit.

Die Wiedergabe von Warenbezeichnungen, Handelsnamen und sonstigen Kennzeichen berechtigt nicht zu der Annahme, dass diese frei benutzt werden dürfen. Vielmehr kann es sich auch dann um eingetragene Warenzeichen oder sonstige geschützte Kennzeichen handeln, wenn sie nicht eigens als solche gekennzeichnet sind.

Es konnten nicht alle Rechtsinhaber von Abbildungen ermittelt werden. Sollte dem Verlag gegenüber der Nachweis der Rechtsinhaberschaft geführt werden, wird das branchenübliche Honorar nachträglich gezahlt.

Dieses Werk enthält Hinweise/Links zu externen Websites Dritter, auf deren Inhalt der Verlag keinen Einfluss hat und die der Haftung der jeweiligen Seitenanbieter oder -betreiber unterliegen. Zum Zeitpunkt der Verlinkung wurden die externen Websites auf mögliche Rechtsverstöße überprüft und dabei keine Rechtsverletzung festgestellt. Ohne konkrete Hinweise auf eine solche Rechtsverletzung ist eine permanente inhaltliche Kontrolle der verlinkten Seiten nicht zumutbar. Sollten jedoch Rechtsverletzungen bekannt werden, werden die betroffenen externen Links soweit möglich unverzüglich entfernt.

1. Auflage 2023

Gesamtherstellung: W. Kohlhammer GmbH, Heßbrühlstr. 69, 70565 Stuttgart
produktsicherheit@kohlhammer.de

Print:
ISBN 978-3-17-041791-5

E-Book-Formate:
pdf: ISBN 978-3-17-041792-2
epub: ISBN 978-3-17-041793-9

Geleitwort zur Reihe

Die Psychotherapie hat sich in den letzten Jahrzehnten deutlich gewandelt: In den anerkannten Psychotherapieverfahren wurde das Spektrum an Behandlungsansätzen und -methoden extrem erweitert. Diese Methoden sind weitgehend auch empirisch abgesichert und evidenzbasiert. Dazu gibt es erkennbare Tendenzen der Integration von psychotherapeutischen Ansätzen, die sich manchmal ohnehin nicht immer eindeutig einem spezifischen Verfahren zuordnen lassen.

Konsequenz dieser Veränderungen ist, dass es kaum noch möglich ist, die Theorie eines psychotherapeutischen Verfahrens und deren Umsetzung in einem exklusiven Lehrbuch darzustellen. Vielmehr wird es auch den Bedürfnissen von Praktikern und Personen in Aus- und Weiterbildung entsprechen, sich spezifisch und komprimiert Informationen über bestimmte Ansätze und Fragestellungen in der Psychotherapie zu beschaffen. Diesen Bedürfnissen soll die Buchreihe »Psychotherapie kompakt« entgegenkommen.

Die von uns herausgegebene neue Buchreihe verfolgt den Anspruch, einen systematisch angelegten und gleichermaßen klinisch wie empirisch ausgerichteten Überblick über die manchmal kaum noch überschaubare Vielzahl aktueller psychotherapeutischer Techniken und Methoden zu geben. Die Reihe orientiert sich an den wissenschaftlich fundierten Verfahren, also der Psychodynamischen Psychotherapie, der Verhaltenstherapie, der Humanistischen und der Systemischen Therapie, wobei auch Methoden dargestellt werden, die weniger durch ihre empirische, sondern durch ihre klinische Evidenz Verbreitung gefunden haben. Die einzelnen Bände werden, soweit möglich, einer vorgegeben inneren Struktur folgen, die als zentrale Merkmale die Geschichte und Entwicklung des Ansatzes, die Verbindung zu anderen Methoden, die empirische und klinische Evidenz, die Kernelemente von Diagnostik und Therapie sowie Fallbeispiele umfasst. Darüber hinaus möchten wir uns mit verfahrensübergreifenden Querschnittsthemen befassen, die u. a. Fragestellungen der Diagnostik, der verschiedenen Rahmenbedingungen, Settings, der Psychotherapieforschung und der Supervision enthalten.

Nina Heinrichs (Bremen)
Rita Rosner (Eichstätt-Ingolstadt)
Günter H. Seidler (Dossenheim/Heidelberg)
Carsten Spitzer (Rostock)
Rolf-Dieter Stieglitz (Basel)
Bernhard Strauß (Jena)

Die Buchreihe wurde begründet von Harald J. Freyberger, Rita Rosner, Ulrich Schweiger, Günter H. Seidler, Rolf-Dieter Stieglitz und Bernhard Strauß.

Inhalt

1 Ursprung und Entwicklung des Verfahrens

Etwa zu der Zeit, als der Behaviorismus für tot erklärt wurde (Wyatt et al. 1986), wurden ernsthafte verhaltensanalytische Überlegungen und Experimente zur Sprache und Kognition klinischer Phänomene durchgeführt. Anerkennend, dass Denken, Glauben, Fühlen, Erinnern, Rechtfertigen, Argumentieren, Leugnen, Vermeiden, Ängste usw. zentrale Aspekte des menschlichen Daseins sind, wollten Forschende wissen, ob sich die Präzision der Verhaltensanalyse auf diese Phänomene ausweiten lässt. Anders ausgedrückt: Sie wollten herausfinden, wie verbales Verhalten an der Entstehung, Aufrechterhaltung und Behandlung von klinisch relevantem Verhalten beteiligt ist (Zettle 2005). Im Gegensatz zu den üblichen kognitiven Interpretationen wurden Denken, Glauben und dergleichen jedoch nicht als kausal betrachtet. Stattdessen wurden sie aus der verhaltensanalytischen Perspektive einfach als weitere Verhaltensweisen betrachtet. Als »kognitive Kontrolle« als eine mögliche Beziehung zwischen Verhalten und Verhalten rekonzeptualisiert wurde, wandelte sich die Frage »Welche Rolle spielen Gedanken bei der Kontrolle menschlichen Verhaltens?« in die Frage »Welche Umstände führen dazu, dass ein Verhalten, nämlich Denken, auftritt und ein anderes Verhalten beeinflusst?« (Zettle 2005, S. 79).

Diese scheinbar subtile Veränderung des Schwerpunkts führte die Forschenden schnell zu anderen Arten von Fragen. So berufen sich Erklärungen von Patient:innen über ihr Verhalten häufig auf Regeln über ihre innere Welt: »Ich habe in der Sitzung nicht gesprochen, weil ich Angst hatte« bezieht sich auf implizite Regeln über die Kausalität von Gefühlen. Der verhaltensanalytische Ansatz versuchte zu verstehen, wie verbale Regeln im Allgemeinen funktionieren und auf welche Weise solche verbalen Regeln zu dysfunktionalem Verhalten beitragen (Hayes 1987). Schnell musste festgestellt werden, dass verbale Regeln und Kognition anders funktionieren als andere Arten von Reizen. Verbales Verhalten beinhaltet relationales Reagieren, das »Sprechen mit Bedeutung und Zuhören mit Verständnis« einschließt (Hayes und Hayes 1989, S. 177). Dieses Verständnis des verbalen Verhaltens ging über Skinner hinaus und entwickelte sich zu dem, was heute als *Bezugsrahmentheorie* (auf Englisch: Relational Frame Theory, RFT) bekannt ist (Hayes, Barnes-Holmes und Roche 2001). Eine wichtige therapeutische Implikation, die sich aus der Bezugsrahmentheorie ableiten lässt, ist, dass es möglich ist, Bedingungen, die zu verbalen Regeln führen, zu ändern, ohne den Inhalt der verbalen Regel selbst zu ändern. In Anlehnung an das obige Beispiel der Angst bedeutet dies, dass ein:e Kliniker:in die/den Patient:in nicht von seiner Angst befreien muss, bevor er in einer Sitzung sprechen kann. Vielmehr kann das Bewusstsein dafür, dass man dieser verbalen Regel folgt, zu einer Lockerung der Kontrolle dieser Regel über das Verhalten der Person führen: »Ich stelle fest, dass ich Angst habe, und ich spreche in der Sitzung.«

Parallel zu den Forschungsarbeiten, die zur Bezugsrahmentheorie führten, wurden auf der Grundlage dieses Verständnisses von verbalem Verhalten klinische Interventionen entwickelt, die schließlich zur *Akzeptanz- und Commitment-Therapie (ACT)* führten. Die erste therapeutische Ableitung, bekannt als *Comprehensive Distancing* (Übersetzung: ganzheitliches Distanzieren) (Hayes 1981; Zettle und Hayes 1982), war eine Neukonzeptionierung der *kognitiven Therapie* von Beck (Beck et al. 1979). Die Interventionen zielten auf dysfunktionales verbales Regelbefolgen und beschrieben Verfahren, die dem ähneln, was heute unter den Begriffen Achtsamkeit und Defusion bekannt ist (mehr zu Achtsamkeit und Defusion mit Beispielen in ► Kap. 5 und ► Kap. 6). Das *Comprehensive Distancing* beinhaltete Hausaufgaben (wie die meisten verhaltenstherapeutischen Verfahren), aber im Gegensatz zur späteren ACT bezogen sich die Hausaufgaben nicht auf selbstgewählte innere Werte. Die Wertearbeit (Identifizierung und Klärung von selbstgewählten inneren Werten) wurde eingeführt, um Patient:innen zu ermöglichen, konstruktive Verhaltensweisen auf der Grundlage von persönlichen Werten zu entwickeln, anstatt unerwünschte oder nicht hilfreiche Verhaltensweisen zu reduzieren. Die Bezugsrahmentheorie als Leitfaden nutzend, wurden Werte als verbal konstruierte Konsequenzen (d. h. Wenn-dann-Aussagen) definiert, die verstärkend wirken. So konzipiert sind Werte für Patient:innen immer verfügbar und ermöglichen es ihnen, nicht hilfreiche verbale Regeln durch flexible Leitfäden zu ersetzen, die die Wahrscheinlichkeit einer sichtbaren Verhaltensänderung erhöhen.

Die erste ausführliche Darstellung der ACT in Buchform wurde 1999 veröffentlicht (Hayes, Strosahl und Wilson 1999) und im Jahr 2012 umfassend überarbeitet und aktualisiert (Hayes, Strosahl und Wilson 2012). Seit der Veröffentlichung des ersten Werkes hat die Forschung zu ACT exponentiell zugenommen, mit über 1.000 randomisierten kontrollierten Studien (RCT) (ACBS 2023). Gleichermaßen hat sich die ACT auch geografisch ausgebreitet, mit Forschungs- und Praxisteams in Europa, Asien, Afrika, Südamerika und Australien, zusätzlich zu ihrem Ursprung in Nordamerika. ACT gilt heute als empirisch gut gestützte Behandlung für viele Erkrankungen (mehr zu Evidenz in ▶ Kap 10). Sie wird auch in verschiedenen Bereichen außerhalb des klinischen Settings (z. B. in Klassenzimmern, im Sport, in der Wirtschaft usw.) sowie im öffentlichen Gesundheitswesen angewandt (z. B. Acarturk et al. 2022).

So beeindruckend und wichtig diese Entwicklung auch sein mag, sie ist nicht unbedenklich. Wie bereits zuvor erwähnt, ist die ACT aus der Verhaltensanalyse hervorgegangen. Sie betont als solche ein Verständnis des Kontexts, in dem das Verhalten auftritt, und der Bedingungen, die zu diesem Verhalten führen. Dieses tiefgreifende Verständnis von *Verhalten im Kontext* steht nicht grundsätzlich im Widerspruch zu randomisiert kontrollierten Therapiestudien. Wenn aber die von ACT abgeleiteten Prinzipien als isolierte Techniken angewandt werden, dann ist das Ergebnis möglicherweise nicht mehr kontextsensitiv und somit weit entfernt vom ursprünglichen Geist der ACT. Dabei hilft die ACT in ihrer flexibelsten Form Therapeut:innen dabei, sich an relevanten zugrunde liegenden Prozessen zu orientieren. In der Tat hat eine erneute Fokussierung auf Prozesse begonnen – ein Thema, das später erneut behandelt werden wird.

Die ACT entwickelte sich in einem Zeitgeist mit anderen Verhaltenstherapien der sogenannten »dritten Welle« (▶ Kap. 2). Die wichtigsten davon für die konzeptionelle Entwicklung der ACT waren die *Dialektisch-Behaviorale Therapie* (DBT; Linehan 2014) und die *Funktionalanalytische Psychotherapie* (FAP; Kohlenberg und Tsai 1991). Beide haben gemeinsame verhaltensanalytische Wurzeln. Die DBT, die ursprünglich für das Borderline-Syndrom entwickelt wurde, nutzte verhaltensanalytisches Denken, um die Reaktionen auf die eigenen Emotionen zu beschreiben. Die FAP verwendet verhaltensanalytisches Denken, um die Interaktion zwischen Therapeut:in und Patient:in innerhalb der Sitzung zu analysieren.

Neuere Entwicklungen innerhalb der klinischen Psychologie werden nun unter dem Begriff der *prozessbasierten Therapieansätze* subsumiert (PBT: Hayes et al. 2020). Die PBT ist hingegen keine Therapie, sondern eher eine Art und Weise, Therapien zu betrachten. Die PBT bietet einen Rahmen für das idionomische Verständnis von Patienten über sechs Prozesse (Emotion, Kognition, Aufmerksamkeit, Selbst, Motivation und Verhalten) und zwei Ebenen (sozial und biophysiologisch) (Die Idionomik bezieht sich darauf, dass zunächst die therapeutischen Veränderungen innerhalb eines Individuums verstanden werden und erst dann normatives Wissen generiert wird, wenn Letzteres nicht gegen das verstößt, was über individuelle Veränderungen bekannt ist). Mit Hilfe dieses Rahmens können alle adaptiven und maladaptiven Verhaltensweisen analysiert und verstanden werden. Es ist kein Zufall, dass ACT in diesen Rahmen passt (Akzeptanz, Defusion, Hier und Jetzt, Selbst-als-Kontext, Werte und engagiertes Handeln), da ACT infolge seiner verhaltensanalytischen Wurzeln von Anfang an auf Prozesse ausgerichtet war. Ein Ziel der PBT ist es, unser klinisches Wissen über die unzähligen Psychotherapieansätze, die es gibt, zu organisieren. Da dieser Ansatz meist dem entspricht, wie Therapeut:innen sowieso schon arbeiten, ist zu hoffen, dass dieser prozessbasierte Ansatz als hilfreiche Ergänzung dienen kann.

Merke

Prozessbasierte Psychotherapieansätze (PBT) bieten einen Rahmen, um therapeutische Prozesse und ihre Anwendung im Kontext bestimmter Patient:innen zu verstehen. Die PBT ist schulübergreifend und integriert unterschiedlichstes Psychotherapiewissen.

2 Verwandtschaft mit anderen Verfahren

2.1 Die ACT im Gesamtkanon psychotherapeutischer Methoden

Die Akzeptanz- und Commitment-Therapie (ACT) lässt sich in ihren Wurzeln und ihrer aktuellen Ausrichtung im Gesamtkanon der psychotherapeutischen Methoden bei den Verhaltenstherapien bzw. deren Weiterentwicklungen einordnen. Sie integriert verhaltenstherapeutische und kognitive Methoden und ist wie diese in verschiedenen Settings anwendbar, umfassend erforscht und ihre Wirksamkeit gut wissenschaftlich belegt (▶ Kap. 3, ▶ Kap. 10). Die ACT basiert in ihren philosophischen Grundlagen auf dem sogenannten funktionalen Kontextualismus (siehe z. B. Gifford und Hayes 1999) und ist als therapeutischer Ansatz aus den *kontextuellen Verhaltenswissenschaften* heraus entstanden, hier besonders auf Basis der sogenannten Bezugsrahmentheorie (▶ Kap. 1). Aufgrund der Bedeutung emotionaler und motivationaler Aspekte in der ACT wird sie zudem innerhalb der Verhaltenstherapien den Methoden der sogenannten »dritten Welle« zugeordnet, wozu z. B. auch die achtsamkeitsbasierte kognitive Therapie (Segal et al. 2001) oder die Schematherapie (Young et al. 2003) gehören. Im Fokus stehen die Fähigkeiten der Betroffenen im Umgang mit belastend erlebten Gedanken, Gefühlen und Körperempfindungen, Kompetenzen der Ent-Automatisierung und bewussten Verhaltenssteuerung sowie die Bedeutsamkeit wertorientierten Handelns. Die ACT zielt dabei – anders als die meisten anderen aktuellen Psychotherapieansätze – nicht auf einzelne Syndrome oder Erkrankungen ab, sondern ist prozessbasiert und transdiagnostisch angelegt. Dies bedeutet, dass die

ACT die Arbeit an zentralen, für die mentale Gesundheit relevanten Mechanismen über verschiedenste Störungsbilder hinweg erlaubt.

Merke

Die ACT zählt zu den modernen, evidenzbasierten Psychotherapieansätzen der sogenannten »dritten Welle«; sie ist ein transdiagnostisches und prozessbasiertes Verfahren.

Betrachten wir zur verwandtschaftlichen Einordnung der ACT einmal deren Grundannahmen und -haltungen etwas genauer: Das Konzept der ACT und die diesem Therapieansatz zugrunde liegende Sicht auf Menschen beinhaltet als einen wichtigen Baustein, dass wir Menschen uns nicht wesentlich in unserem Denken, Fühlen und Handeln voneinander unterscheiden. Das heißt, in der Arbeit mit der ACT gehen wir davon aus, dass wir Menschen grundsätzlich ähnlichen Herausforderungen begegnen, bei der Bemühung, uns auf unsere sich ständig wandelnde Umwelt einzustellen. Dies wiederum bedeutet, an ähnlichen Punkten »steckenbleiben« zu können, und zwar zunächst unabhängig davon, ob wir im Zusammenhang mit diesen Problemen in unserem Leben die jeweiligen definierten Kriterien einer psychischen Erkrankung erfüllen. In der ACT gilt daher grundsätzlich ein Prinzip der Therapie auf Augenhöhe (▶ Kap. 9). Um dies in der Praxis zu verdeutlichen, wird häufig die sogenannte »Kletterfelsen«-Metapher (vgl. »two mountains metaphor«, Hayes et al. 2003, S. 12) verwendet, in der Patient:in und Therapeut:in jeweils einen Felsen erklettern. Verdeutlicht wird hieran bildlich, dass alle Menschen mit ähnlichen Herausforderungen und Hindernissen auf dem Weg durchs Leben zu kämpfen haben. Die Hilfestellung in der Therapie wird dadurch möglich, dass Therapeut:innen aus ihrer Position einen anderen Blick auf den Weg der Patient:innen werfen können (beispielhaft zu sehen im Kasten).

»Kletterfelsen«-Metapher (aus Romanczuk-Seiferth 2022, S. 214)

Therapeut:in: »Stellen Sie sich vor, dass Leben so etwas bedeutet, wie einen Felsen zu erklettern. Jeder Mensch, auch wir beide, hat seinen eigenen Felsen, an dem er sich einen Weg durchs Leben sucht. Nehmen wir an, unsere beiden Felsen liegen in Sichtweite und treffen sich am Grunde eines Tals. Ich kann von meinem Felsen aus sehen, wie Sie Ihren Felsen erklettern. Aus meiner ganz eigenen Perspektive. Die kann ich Ihnen in der Therapie anbieten. Eine andere Perspektive auf Ihr Leben aus einem Blickwinkel von außerhalb Ihrer eigenen Erfahrungen. Es geht nicht darum, dass Sie *nicht gut oder richtig* klettern. Es geht auch nicht darum, ob ich bei meinen eigenen Hindernissen beim Klettern durchs Leben immer genau weiß, wie damit umzugehen ist. Wir sind beide zwei Menschen, die ihren Lebensfelsen erklettern. Aber dadurch, dass ich auf einem anderen Felsen klettere als Sie, habe ich einen Blick auf Ihren Weg, den Sie vielleicht in dem Moment nicht haben. Und damit kann ich Ihnen ein Stück weit helfen, dorthin zu klettern, wo Sie wirklich hinwollen.«

Insbesondere hinsichtlich der Perspektive auf den Menschen und das therapeutische Miteinander finden sich in der ACT also sicherlich Einflüsse oder ähnliche Grundannahmen wie in den humanistischen Ansätzen der Psychotherapie. Aber auch in der Bedeutung existenzieller Themen, wie die Arbeit zu Werten und Sinn, findet sich in der ACT eine gewisse Nähe zur humanistischen Tradition.

Charakteristisch für die ACT ist dabei allerdings stärker als in anderen Verfahren, dass diese Prinzipien nicht ausschließlich als solche benannt und postuliert werden, sondern darüber wirksam werden, dass sie im therapeutischen Alltag spürbar gelebt werden. Konkret heißt dies also auch, dass sich die Therapeutin oder der Therapeut in einer Behandlung nach der ACT selbst gezielt in Beispiele und Übungen einbezieht und im Sinne des Therapieprozesses eigene Erfahrungen mit auftauchenden Hindernissen bzw. Umgehensweisen damit teilen kann (▶ Kap. 9). Dies ergibt sich auch daraus, dass wesentliche Grundprinzipien der ACT in ihrer Gültigkeit nicht auf Menschen mit psychischen Erkrankungen beschränkt sind. So gehen wir in der ACT davon aus, dass Menschen sich dann besonders gut auf unterschiedlichste Situationen einstellen können, wenn sie hinsichtlich zentraler Prozesse des Erlebens und Verhaltens – im Sinne von zentralen Fähigkeiten und Kompetenzen – ein hohes Maß an psychischer Flexibilität aufweisen. Auch erscheint eine Orientierung an persönlichen Werten in der Navigation durch das eigene Leben mit Blick auf psychisches Wohlbefinden für alle Menschen potenziell hilfreich. Mit diesem Blick auf Menschen – Patient:innen wie Therapeut:innen – wird die Arbeit nach der ACT zu einem gemeinsamen Streben nach mehr psychischer Flexibilität und Handlungsfähigkeit im Sinne der persönlichen Werte und Wichtigkeiten. Je stärker die Therapeut:innen dem Prinzip folgen, die ACT nicht als Methode anzuwenden, sondern deren Grundprinzipien als Haltung im professionellen Rahmen mit den Patient:innen gemeinsam zu leben, desto wirkungsvoller kann die Therapie die Patient:innen bei ihren Anliegen unterstützen. Neben möglichen therapiebegünstigenden Effekten, wie z. B. der Adhärenz zum Therapieverfahren, unterstützt dieses Vorgehen sicherlich das Lernen am Modell sowie den Transfer von Inhalten aus der Therapie in den Alltag – beides bekannte und wichtige Mechanismen der Wirkung von Psychotherapien (z. B. Radkovsky und Berking 2012). Erwähnter Einbezug von persönlichen Inhalten seitens der Therapeut:innen in den Therapieprozess findet als Strategie teilweise auch in anderen Ansätzen Anwendung, beispielsweise beim »Disziplinierten persönlichen Einlassen« im Rahmen einer Therapie nach dem *Cognitive Behavioral Analysis System of Psychotherapy* (CBASP; McCullough 2007). Allerdings erfolgt dies in der Arbeit nach der ACT nicht vorwiegend als Methode, sondern aus der oben beschriebenen Grundhaltung heraus, dass wir Menschen uns nicht wesentlich in den Mechanismen unterscheiden, die es uns an der einen oder anderen Stelle schwer machen, unseren Weg durchs Leben zu finden. Dies schafft authentisch erlebte Verbundenheit ebenso wie eine annehmende und wertschätzende Atmosphäre als wichtiges Fundament für den gemeinsamen therapeutischen Prozess.

Die Wirkung der Arbeit nach dem ACT-Ansatz basiert aber auch ganz wesentlich auf der besonderen Sicht auf das Menschsein und auf menschliches Leiden. So ist es hier eine grundlegende Annahme, dass alle Menschen leiden. Das Erleben von Leid, körperlich wie psychisch, gehört zum natürlichen menschlichen Verhaltensspektrum. Anders als vielleicht in manch anderer Perspektive auf den Menschen gilt aus diesem Blickwinkel also nicht die Abwesenheit von Leid als normal, gesund und richtig. Sondern Leiden wird zunächst als ein menschlicher Zustand angesehen. Folglich bedeutet es auch nicht, dass mit der Person etwas nicht stimmt. Egal also, ob krank oder gesund, kein Mensch ist »kaputt«. Und schließlich dient eine Psychotherapie – der Haltung in der ACT nach – daher auch nicht dazu, Leiden zu eliminieren. Wie sollte das auch gehen, wenn das Erleben von Leid menschlich und eher Norm als Ausnahme ist? Sinn und Zweck ist es vielmehr, Menschen bei der Gestaltung eines Lebens – orientiert an den persönlichen Werten – zu unterstützen. Mit Blick auf diese Grundhaltungen besteht ein gewisser Kontrast zu anderen Psychotherapieansätzen bzw. Grundhaltungen von Behandler:innen. Insbesondere zu solchen, die in eher klassischer medizinischer Tradition stehen, denn hier findet sich die Vorstellung der »Heilung« von Leid durch die Therapie besonders häufig (▶ Kap. 8). In diesem Kontrast spielen auch die funktional-kontextualistischen Wurzeln der ACT eine wichtige Rolle. In der Arbeit nach der ACT gehen wir weniger davon aus, dass es eine richtige Intervention oder eine korrekte Form der Behandlung gibt. ACT-Therapeut:innen fragen sich im Prozess immer wieder, was in einem Moment für den Kontext (d. h. mit Blick auf selbstgewählte Ziele und Werte) hilfreich ist.

Merke

Die ACT unterstützt Menschen im Umgang mit psychischen Krisen, indem sie psychische Flexibilität fördert; sie sieht Patient:innen dabei auf Augenhöhe und begleitet sie auf dem Weg zu einem Leben, das an den persönlichen Werten orientiert ist.

Wie bereits erwähnt, wird die ACT als psychotherapeutischer Ansatz zumeist der sogenannten dritten Welle der Verhaltenstherapie zugerechnet. Verhaltenstherapeutische Methoden erster und zweiter Welle zielen mit klassischen behavioralen und kognitiven Strategien auf die Modifikation von Verhalten bzw. die Veränderungen von kognitiven Inhalten (wie Gedanken) ab. Weiterentwicklungen der Verhaltenstherapie – Methoden dritter Welle – umfassen zusätzlich emotionale, soziale sowie motivationale Ansätze. Hierzu zählen auch einige Methoden, die auf ähnliche Konzepte wie die ACT und deren psychotherapeutische Anwendung, wie etwa das der Achtsamkeit, zurückgreifen. Beispielhaft genannt sei hier die Dialektisch-Behaviorale Therapie (DBT; Linehan 1993) für die Behandlung von Menschen mit sogenannter emotional instabiler Persönlichkeitsstörung. Es wurde auch diskutiert, ob achtsamkeitsbasierte Verfahren als Teil der dritten Welle klar abzugrenzen sind, oder eine Erweiterung der *kognitiven Verhaltenstherapie (kVT)* darstellen (z. B. Hofmann und Asmundson 2008). Nun ist diese Unterscheidung ja zunächst rein akademisch. Werfen wir daher einen Blick aus praktischer Perspektive auf die zentralen Unterschiede zwischen der kVT als Vertreterin der zweiten Welle und der ACT. Wenn wir beispielhaft den Fokus der Behandlung im Zusammenhang mit als belastend oder problematisch erlebten Gedanken betrachten, fällt uns zunächst einmal auf, dass Gedanken mit bestimmten Inhalten in der kVT als »dysfunktional« oder »verzerrt« eingeordnet werden. Entsprechend spielt bei der kVT die kognitive Einsicht und eine inhaltliche Veränderung von Gedanken und Glaubenssätzen eine zentrale Rolle. Die ACT hingegen setzt auf eine kontextabhängige funktionale Einordnung (► Kap. 1, ► Kap. 3) von Gedanken, im Sinne von: »Ist dieser Gedanke in diesem Moment für mein jeweiliges Ziel und im Sinne eines an meinen eigenen Werten orientierten Lebens hilfreich?« Zudem sehen wir in der Arbeit nach der ACT die Veränderung des Verhältnisses zu den eigenen Gedanken (nicht des Inhalts) und den Umgang damit als relevant und im Vordergrund stehend an. Hierzu bedient sich die ACT eines breiten Methodenspektrums mit Fokus auf Erfahrungs- und Handlungsorientierung – auch im Umgang mit kognitiven Inhalten.

Diese Idee von einem alternativen oder auch erweiterten therapeutischen Repertoire im Umgang mit unerwünschten inneren Ereignissen lässt sich wie oben beschrieben für den Umgang mit Gedanken nachvollziehen, aber ebenso natürlich für Gefühle und Körperempfindungen – vereinfacht und exemplarisch – darstellen (► Tab. 2.1).

Tab. 2.1: Allgemeine Prinzipien im therapeutischen Umgang mit unerwünschten inneren Ereignissen in der kVT bzw. in der ACT.

Inneres Ereignis	kVT	ACT
unerwünschte Gedanken	Hinterfragen und Modifikation des Inhalts von Gedanken und Glaubenssätzen	Veränderung des Verhältnisses zu den eigenen Gedanken und (Selbst-)Konzepten und der Fähigkeit zum Umgang damit
unerwünschte Gefühle	Erwerb von Kompetenzen in der Regulation von Gefühlen	Aufbau von Kompetenzen zur Schaffung von Raum und Akzeptanz für Gefühle, Wiederherstellung von Entscheidungs- und Handlungsfreiheit
unerwünschte Körperempfindungen	Konfrontation im Sinne der Desensibilisierung und Förderung von Umlernen	Erlernen einer annehmenden Haltung, Konfrontation im Sinne des aktiven Handelns in Richtung persönlicher Werte

Besonders an der Herangehensweise in der ACT ist auch, dass es Teil des therapeutischen Vorgehens ist, sich unerwünschten und belastenden Gedanken und Gefühlen gezielt zuzuwenden und diese sogar gezielt zu forcieren. Patient:innen suchen in der Regel dann Unterstützung, wenn sie schon einen langen und kräftezehrenden Kampf gegen die Symptome oder Probleme hinter sich haben. Diese Lösungsversuche waren bisher – zumindest langfristig – nicht erfolgreich, d. h. die Personen stecken an einem bestimmten Punkt trotz ihrer bisherigen Bemühungen fest (▶ Kap. 5.4). Anders als in anderen Therapieansätzen ist es Teil des Vorgehens in der ACT, die Person gezielt beim Betrachten dieser bisherigen Lösungsversuche zu unterstützen und angesichts der Erfolglosigkeit aufkommenden Gefühlen von Frustration, Verzweiflung, Erschöpfung u. ä. Raum zu geben, diese sogar gezielt zu evozieren. Der Hintergrund dieser Technik ist es, dass in dieser unmittelbar empfundenen Ratlosigkeit über die eigene Situation in therapeutischer Begleitung die Kraft für eine Abkehr von bisher erfolglosen Strategien zugunsten neuer und vielleicht weniger intuitiver

Verhaltensweisen im Umgang mit den eigenen Problemen liegt. Das systematische Zuwenden und Betrachten des bisherigen Kampfs mit dem Problem, der hierdurch entstandenen »Kosten« im Leben der Person, die Würdigung dieses bisherigen Bemühens und die Motivation für alternative und nicht-intuitive Herangehensweisen im Rahmen der Therapie bezeichnen wir in der ACT als Prozess der *kreativen Hoffnungslosigkeit* (▶ Kap. 5.4). Hierin unterscheidet sich die ACT deutlich von den meisten therapeutischen Strategien. Was wiederum mit dem Therapierational im Rahmen der ACT im Einklang steht: Es ist nicht Ziel der Behandlung, Leid zu eliminieren oder von der Person fernzuhalten, sondern auf einem Weg zu begleiten, der in Richtung eines wertorientierten Lebens führt – unabhängig davon, welche Krisen, Widrigkeiten und Erkrankungen auf diesem Weg auftauchen mögen.

Wie bereits erläutert, kommt der therapeutischen Beziehung, d. h. den Therapeut:innen und ihrer Grundhaltung im Kontakt mit den Patient:innen, in der Therapie orientiert an der ACT eine wichtige Rolle zu (▶ Kap. 9). Allerdings begreifen wir im Rahmen der ACT die Therapeut:innen-Variable vor allem auch als dynamisches Merkmal des Prozesses: So wie es darum geht, die Patient:innen hin zu mehr psychischer Flexibilität zu begleiten, ist es Teil der professionellen Haltung in der Arbeit nach der ACT, sich als Therapeut:in ebenfalls in einem eigenen, ständigen, dynamischen Prozess zu sehen, welcher als Arbeit an der eigenen psychischen Flexibilität zu begreifen ist. Diese Perspektive auf die Therapeut:innen-Variable kann in vielerlei Hinsicht hilfreich sein: Statt von statischen Zielkompetenzen seitens der Therapeut:innen auszugehen, liegt die therapeutische Kompetenz gerade auch darin, die Patient:innen an dem Prozess des Umgangs mit herausfordernden Situationen teilhaben zu lassen und erfahrungsorientiertes Lernen im Moment und Lernen am Modell zu ermöglichen. Die Reflektion des eigenen professionellen Handelns als in ständiger Dynamik schließt auch die flexible Anpassung an unterschiedliche Anliegen und Bedarfe der Patient:innen und die individuelle Gestaltung der Therapie als natürliche Konsequenz mit ein. Sie dient also wesentlich der Entwicklung von mehr *Kontextsensitivität* bei uns Therapeut:innen und damit einer möglichst passenden, individuellen Therapie für das Gegenüber (vgl. Hayes et al. 2006).

Darüber hinaus unterstützt diese Sichtweise der eigenen Arbeit die professionelle (Weiter-)Entwicklung: Die Arbeit mit der ACT ist reich an Möglichkeiten zur Förderung der eigenen psychischen Flexibilität außerhalb der therapeutischen Situation. Dies wird insbesondere in Form von ACT-orientierten Selbstreflektionen, kollegialen Intervisionen und Supervisionen realisiert. Auch hier kommt die ACT-typische erfahrungs- und handlungsnahe Methodik zum Einsatz, fördert also erfahrungsorientiertes Lernen, welches als eine wichtige Voraussetzung für die Entwicklung professioneller klinisch-psychologischer Kompetenzen (z. B. Milne und James 2000) gilt.

2.2 Hinweise zur praktischen Nutzung der ACT im Einklang mit anderen psychotherapeutischen Ansätzen

Eine wichtige und häufig gestellte Frage ist, inwiefern sich die ACT mit anderen Ansätzen parallel bzw. integriert anwenden lässt. Auch wenn wir im vorherigen Abschnitt einige wesentliche Unterschiede in den Grundhaltungen und dem Blick der Therapeut:innen auf sich selbst herausgearbeitet haben, lässt sich die ACT erfahrungsgemäß mit einer hohen Kompatibilität mit anderen psychotherapeutischen Methoden verbinden. Zudem kann hier ein funktional-kontextualistischer Ansatz, wie er der ACT zu eigen ist, im therapeutischen Handeln dienlich sein. Gemeint ist damit, eher von der Frage abzusehen, ob verschiedene Methoden *integrierbar* sind oder nicht, sondern der Frage nachzugehen, ob eine Integration verschiedener Methoden in dieser Situation (vgl. Kontextsensitivität) vor dem Hintergrund des jeweiligen Zieles und der relevanten Werte *hilfreich* (vgl. Funktionalität) ist (▶ Kap. 5.2 für mehr Informationen zum funktionellen Kontextualismus).

Betrachten wir eine mögliche Vereinbarkeit unterschiedlicher Ansätze vielleicht einmal für ein Beispiel genauer: Nehmen wir eine Person, die wegen einer Zwangserkrankung in Behandlung ist. Diese Person kommt also etwa wegen sich wiederholt aufdrängender Gedanken, sie könne sich mit einer gefährlichen Erkrankung anstecken und zeigt Zwangshandlungen, d. h. sie wäscht sich exzessiv die Hände. Ohne Frage ist ein Vorgehen, wie es die kVT vorschlägt, in diesem Fall ein mögliches und höchstwahrscheinlich gut wirksames Vorgehen. Im Fokus einer kVT stehen dabei insbesondere Angstreduktion durch Habituation in Expositionen sowie die Überprüfung und Modifikation von »dysfunktionalen Kognitionen« (Benito und Walther 2015). Als auf der kVT basierend, finden sich in der Arbeit nach der ACT grundsätzlich Elemente des Vorgehens wieder, allerdings mit wesentlich anderen Akzentuierungen. In der ACT steht die Wichtigkeit psychischer Flexibilität im Umgang mit innerem Erleben im Vordergrund; das Ziel in diesem Fall läge also bei der Änderung des Umgangs mit den angstauslösenden Gedanken statt auf der Disputation des Inhalts (vgl. Defusion in ▶ Kap. 5.8 und Selbst-als-Kontext in ▶ Kap. 5.11). Zudem würde bei der Arbeit nach der ACT bei dieser Person gezielt die Bereitschaft und Akzeptanz für das Erleben von Angst und anderen aversiven Zuständen gefördert, d. h. Ziel der Konfrontation mit unerwünschten Empfindungen ist hier der Aufbau von Akzeptanz statt Habituation (vgl. Hier und Jetzt in ▶ Kap. 5.6 und Akzeptanz in ▶ Kap. 5.7). Schließlich dient dieses Vorgehen im Rahmen der ACT dem Ziel, engagiertes Handeln im Sinne der individuellen Wichtigkeiten im Leben der Person zu ermöglichen, statt dass der Angstabbau die vorwiegende Absicht ist (vgl. Werte in ▶ Kap. 5.9 und engagiertes Handeln in ▶ Kap. 5.10) (Arch et al. 2015; Twohig et al. 2015). Methodisch zeigt sich in diesem Fall das Vorgehen also als gut integrierbar, wenn auch aus anderen Blickwinkeln heraus und mit anderen Zielen gehandelt wird. Für eine eingehendere Betrachtung existiert weiterführende Literatur, die sich jeweils gesondert mit der Integration der ACT in die kVT, aber auch die Schematherapie oder psychodynamische Ansätze beschäftigt (Ciarrochi und Bailey 2010; McKay et al. 2013; Stewart 2012).

Insgesamt lässt sich sagen, dass die Arbeit nach der ACT sich aufgrund des oben bereits benannten funktional-kontextualistischen Hintergrunds sehr methodenoffen zeigt und mit Blick auf die Nützlichkeit von verschiedenen Methoden und Interventionen für das jeweilige Ziel pragmatisch zu verwenden ist, solange diese nicht im Widerspruch zu den beschriebenen Grundannahmen und -haltungen der ACT stehen. Wenn wir dies einmal für das Modell psychischer Flexibilität der ACT, das sogenannte *Hexaflex*-Model (Hayes et al. 2014) (▶ Kap. 4, ▶ Kap. 5), genauer betrachten, dann finden sich viele mögliche inhaltliche Überlappungen und mögliche methodische Anreicherungen aus anderen therapeutischen Ansätzen bzw. Interventionsformen.

Ohne den Anspruch auf Vollständigkeit sind einige Ideen und Überlegungen hierzu in ▶ Abb. 2.1 dargestellt: Mit dem Ziel der Erweiterung von Kompetenzen der Gegenwärtigkeit und des Erlebens des Hier und Jetzt bieten sich selbstverständlich – aufgrund der Achtsamkeitsbasierung der ACT – Übungen und Methoden aus anderen *achtsamkeitsorientierten Ansätzen* zur methodischen Anreicherung an. Mit Blick auf die Erhöhung der Bereitschaft für inneres Erleben im Allgemeinen und die Entwicklung einer annehmenden und akzeptierenden Haltung gegenüber Zuständen, die als solche nicht abänderbar sind, können Übungen aus *körperorientierten* oder *hypnotherapeutischen Ansätzen* mit einfließen. Konzeptionell finden sich hier sicherlich Überlappungen zum Konzept des »Containing« in der psychodynamischen Tradition, d. h. der Idee, dass im Rahmen der Therapie eine Transformation von zunächst als unerträglich erlebten Emotionen hin zu einem erträglichen Zustand stattfindet. Hypnotherapeutische Übungen können etwa auch gut mit Blick auf die Entwicklung von Defusionsfähigkeiten eingesetzt werden, ähnlich wie es in vielen Imaginationen im Rahmen der ACT der Fall ist (z. B. sich Gedanken als Blätter auf einem Fluss vorzustellen und an sich vorbeiziehen zu lassen). Methoden, die eine *Teilearbeit* ermöglichen – wie etwa anhand allgemeinpsychologischer Modelle (vgl. das sogenannte »Innere Team«, Schulz von Thun und Stegemann 2004) oder in der Systemischen Therapie, unterstützen Perspektivwechsel und einen vielgestaltigen Blick auf das Selbst und können so z. B. für die Arbeit am Kernprozess Selbst-als-Kontext genutzt werden. Mit Blick auf die Förderung des Kontakts zu eigenen Motiven, persönlichen Werten und Sinn lassen sich in das Vorgehen der ACT sehr gut spezifische *Motivationsstrategien*, z. B. Prinzipien der motivierenden Gesprächsführung (Miller und Rollnick 2015), oder auch Interventionen zur gezielten Wertearbeit, wie etwa aus dem Coaching, integrieren. Auch finden sich hier viele Überlappungen zu den Methoden der *positiven Psychologie* und *ressourcenfokussierter Arbeit.* Schließlich ergänzen zahlreiche gezielte Interventionen zur Zielerreichung, Handlungsorientierung und Transfersicherung, wie sie etwa in der *verhaltenstherapeutischen* Tradition zu finden sind, die Arbeit am Kernprozess des engagierten Handelns hilfreich und stimmig.

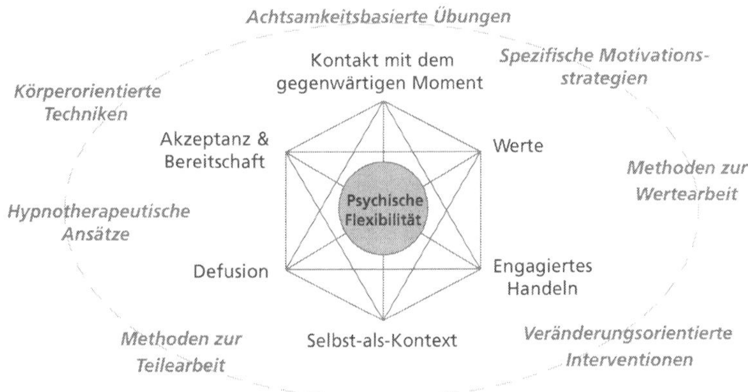

Abb. 2.1: Hexaflex-Modell der ACT und mögliche methodische Anreicherungen aus anderen therapeutischen Richtungen

Da es sich bei der ACT um ein störungsübergreifendes und prozessbasiertes Konzept handelt, folgt die Behandlungsplanung keinem strikten Therapiemanual. Vielmehr sind – auf der Basis einer ACT-orientierten Grundhaltung – die Förderung der ACT-Kompetenzen im therapeutischen Prozess und die zugehörigen Interventionen flexibel an die individuellen Erfordernisse anzupassen. Dies bietet einen hohen *Individualisierungsgrad* der Behandlungsplanung. Die Therapiesituation wird gemeinsam als Erfahrungsraum genutzt und die Indikation für einzelne Therapieschritte adaptiv gestellt. Dieses Vorgehen hat die ACT grundsätzlich mit anderen Ansätzen, wie etwa der Systemischen Therapie oder humanistischen Therapietraditionen, gemeinsam. Gleichzeitig ist die ACT ein klar erfahrungs- und handlungsorientiertes Verfahren. Typisch für eine ACT-orientierte Therapie ist daher auch ein hohes Maß an Übungsanteilen in den Sitzungen, häufig deutlich stärker als in anderen Therapierichtungen. Die Übungen können formalisiert erfolgen oder auch in den Dialog eingeflochten werden. Eine Anwendung der ACT-Prinzipien im Hier und Jetzt der Therapiesitzung fördert Erfahrungen mit der Anwendung der Kernprozesse in der therapeutischen Dyade und ermöglicht eine direkte Auswertung bzw. einen unmittelbaren Umgang mit aufkommenden Erlebnissen.

Merke

Typisch für das therapeutische Vorgehen in der ACT ist die starke Erfahrungs- und Handlungsorientierung und regelmäßige Übungsanteile innerhalb und zwischen den Sitzungen.

Zusammenfassend kann also festgehalten werden, dass die ACT sich im Gesamtkanon der psychotherapeutischen Methoden bei den Verhaltenstherapien bzw. deren Weiterentwicklungen, der sogenannten dritten Welle, einordnet. Im Fokus der Behandlung stehen die Fähigkeiten der Betroffenen im Umgang mit belastend erlebten Gedanken, Gefühlen und Körperempfindungen, Kompetenzen der Ent-Automatisierung und bewussten Verhaltenssteuerung sowie die Bedeutsamkeit wertorientierten Handelns. Anders als viele andere aktuelle Psychotherapieansätze ist die ACT dabei nicht störungsorientiert, sondern transdiagnostisch und prozessbasiert angelegt. Wichtiges Grundprinzip des therapeutischen Kontakts in der ACT ist eine Begegnung auf Augenhöhe. Dies impliziert auch die Anwendung der ACT-Grundhaltungen und Kernprozesse der Therapeut:innen auf sich selbst. Da Leiden zum natürlichen menschlichen Erleben und Verhalten gehört und im Rahmen der ACT nicht per se als falscher oder unnatürlicher Zustand gesehen wird, ist es Ziel einer Therapie im Sinne von ACT, Menschen bei der Gestaltung eines Lebens orientiert an den persönlichen Werten zu unterstützen. Teil des Vorgehens ist es, anders als in vielen anderen Ansätzen, sich unerwünschten und belastenden Gedanken und Gefühlen gezielt zuzuwenden (vgl. Kreative Hoffnungslosigkeit in ▶ Kap. 5.4). Wichtige Grundfertigkeiten der Therapeut:innen in der Arbeit nach der ACT umfassen vor allem die Fähigkeit zur flexiblen Anpassung des Vorgehens an die jeweilige Situation, d. h. eigene psychische Flexibilität, welche durch die Anwendung der ACT-Prinzipien in Selbstreflektionen, Inter- und Supervisionen unterstützt werden kann. Der Ansatz der ACT und die diesem Therapieansatz zugrundeliegenden Grundhaltungen lassen sich weitestgehend gut mit anderen evidenzbasierten psychotherapeutischen Methoden integrieren bzw. anreichern.

3 Wissenschaftliche und therapietheoretische Grundlagen

Wie bereits ausgeführt (▶ Kap. 1), wurde die ACT bei dem Versuch geboren, menschliche Sprache und Kognition aus einer verhaltensanalytischen Perspektive zu verstehen. Es wäre jedoch falsch, die Entwicklung von dieser anfänglichen Frage bis zur Veröffentlichung der ACT als geradlinig und linear darzustellen. Vielmehr führten Entdeckungen zu noch grundlegenderen Fragen. Insbesondere Überlegungen, welche als Bezugsrahmentheorie (RFT) bekannt wurden, führten dazu, dass einige der Grundannahmen von Skinner und der Verhaltensanalyse in Bezug auf verbales Verhalten in Frage gestellt werden mussten. Mit der Zeit wurde klar, dass die Annahmen der RFT nichts Geringeres als eine Spezifikation der Wissenschaftstheorie erforderten.

Alle Psychotherapien und wissenschaftlichen Ansätze beruhen auf philosophischen Annahmen, auch wenn diese oft unausgesprochen oder dem Anwender unbekannt sind (Levin et al. 2015). Hierbei ist es wichtig, sich bewusst zu machen, dass philosophische Annahmen präanalytisch sind. Das heißt, sie legen fest, welche Analyseebene in einem kohärenten Wissenschaftsansatz angewendet werden soll (was als »Wahrheit« gilt, welche Methoden akzeptiert werden usw.), aber sie können nicht mit derselben Analyseebene bewiesen oder widerlegt werden. Stattdessen kann man sich dafür entscheiden, ihnen zu folgen oder nicht. Das Verständnis der Annahmen des *funktionalen Kontextualismus* (siehe weiter unten, in ▶ Kap. 2 und ▶ Kap. 5) ist nicht nur für Forschende, sondern auch für Kliniker:innen hilfreich. Einige der Annahmen dieses funktionalen Kontextualismus sind nämlich insofern ungewöhnlich, als dass sie nicht alltäglich erscheinen und anfangs verwirrend sein können. Wenn die Annahmen hingegen explizit gemacht und verstanden werden, können sie Menschen helfen, entsprechende Techniken flexibler anzuwenden.

Es kann beispielsweise eine Grundmetapher verwendet werden, um die Kernannahmen von Wissenschaftsphilosophien zu erläutern (Pepper 1942). Die bei weitem am häufigsten verwendete Wissenschaftsphilosophie ist die des *elementaren Realismus* (auch bekannt als Mechanismus). Die Grundmetapher des elementaren Realismus ist die einer Maschine, in der die einzelnen Teile zusammenarbeiten und das Ganze bilden. Versteht man die Teile, versteht man auch das Ganze. Die Teile werden als real angesehen – sie existieren im Universum. Dies gilt für die Teile eines Autos (z. B. Räder, Kupplung, Zündung usw.) ebenso wie für die Systeme eines Menschen (z. B. Motivation, Selbstwertgefühl, maladaptive Kognitionen usw.). Diese Annahmen führen somit dazu, dass Wissenschaftler:innen und Therapeut:innen die »Wahrheit« als gegeben ansehen, wenn es eine Übereinstimmung zwischen der Vorhersage (d. h. der Analyse, dem Modell) und den Daten (der Welt, wie sie tatsächlich ist) gibt.

Im Gegensatz dazu ist die Grundmetapher des funktionalen Kontextualismus die *Handlung im Kontext.* Das heißt, dass das Verhalten eines ganzen Organismus jeweils in seinem einzigartigen Kontext betrachtet wird (wobei sowohl historische als auch situative Kontexte berücksichtigt werden) (Hayes, Hayes und Reese 1988). Alle Teile des Organismus, die in seinem Kontext betrachtet werden, sind für sich genommen bedeutungslos; die Teile werden nur in ihrer Beziehung zueinander verstanden. Das Verhalten des Organismus passiert also innerhalb eines historischen und situativen Kontextes. So betrachtet ergibt sich die Bedeutung also aus dem Verhältnis dieser Teile zueinander. Die *Dreifach-Kontingenz* ist ein gutes Beispiel für diese entstehende Eigenschaft (Levin et al. 2015). Um etwas als Konsequenz, Verhalten oder Vorgeschichte zu bezeichnen, muss gewusst sein, was vor und nach dem Verhalten passiert: Wir betrachten etwas als Konsequenz aufgrund seiner Wirkung auf das Verhalten; wir betrachten Verhalten aufgrund der Konsequenzen, die es verursacht; und wir sprechen von Vorgeschichte aufgrund des Auftretens von Verhalten in seiner Gegenwart (Levin et al. 2015).

Wichtig ist an dieser Stelle, nochmal anzumerken, dass keines dieser Konzepte in Abwesenheit des anderen einen Sinn ergibt. Nur, wenn berücksichtigt wird, wie Vorgeschichte, Verhalten und Konsequenz zusammenwirken, tut sich die entsprechende Bedeutung auf. Ebenso wichtig – aber weniger offensichtlich – ist, dass wir (Therapeut:in, Analytiker:in oder

Wissenschaftler:in) diese Bezeichnungen anwenden: Die Bezeichnungen existieren nicht in der Natur außerhalb unserer Analyse. Die Art und Weise, in der Teile der Handlung im Kontext ausgewählt werden, wird durch ihren *Nutzen* bestimmt, nicht durch die Übereinstimmung zwischen Vorhersage und Daten (wie im elementaren Realismus). Stattdessen wird eine Analyse oder Intervention als »wahr« angesehen, wenn sie nützlich ist – und Nützlichkeit ist das »Wahrheits«-Kriterium im funktionalen Kontextualismus. Und weil »Wahrheit« pragmatisch durch Nützlichkeit bestimmt wird, sind die Elemente der Analyse weder auf beobachtbare Phänomene noch auf ihre Topografie beschränkt – sie müssen einfach nützlich sein. Somit ist das Ziel die Vorhersage *und* Beeinflussung, nicht nur die Vorhersage. Die Implikationen einer solchen Definition von »Wahrheit« sind sowohl für die Wissenschaft als auch für die Therapie von großer Bedeutung. Für die Therapie ist die »wahre« Intervention entsprechend diejenige, die den Klient:innen hilft, den vereinbarten Nutzen der Behandlung zu erreichen.

Der funktionale Kontextualismus besagt ferner, dass unsere Analysen zu einer Vorhersage *und* Beeinflussung von Verhalten führen sollten, und zwar so, dass sie dies mit Präzision, Umfang und Tiefe tun. *Präzision* bezieht sich auf die Tatsache, dass eine begrenzte Anzahl von Konzepten zur Erklärung von Ereignissen verwendet und diese Konzepte nicht mehrdeutig sein sollten. *Umfang* bezieht sich auf die Tatsache, dass eine begrenzte Anzahl von Begriffen in einem breiten Spektrum von Situationen und Phänomenen verwendet werden sollte. Die *Tiefe* bezieht sich auf die Tatsache, dass Analysen über verschiedene Abstraktionsebenen hinweg kohärent sein sollten. Zusammengenommen helfen Präzision, Umfang und Tiefe dabei, dass Wissenschaftler:innen und Therapeut:innen für pragmatische und nützliche Ergebnisse, die vorhergesagt und beeinflusst werden können, Rechenschaft tragen. Aufgrund dieser Annahmen neigen Wissenschaftler:innen und Therapeut:innen, die sich mit funktional-kontextuellen Zusammenhängen befassen, dazu, sich auf Umweltvariablen (historische und situative) zu konzentrieren, um das betreffende Verhalten zu kontrollieren oder seine Funktion zu verändern. Das heißt: Anstatt nach internen Ursachen des Verhaltens zu suchen, werden kontextuelle Variablen untersucht. Warum ist beispielsweise eine Person nicht aus dem Bett aufgestanden? Zu den üblichen Antworten gehören interne »Ursachen« für das Verhalten – er oder sie ist müde, krank, deprimiert usw. Bei einer funktional-kontextuellen Betrachtung könnte man stattdessen versuchen festzustellen, ob eine – negative oder positive – Verstärkung die Entscheidung, im Bett zu bleiben, beeinflusst. Dies führt direkt zu Variablen, die im Kontext der Person verändert werden können.

In Bezug auf die *Relations- und Evolutionstheorie* ist folgendes zu sagen: Die funktional-kontextuelle Wissenschaft ist ein Teil der Evolutionsforschung und wurde, wie zuvor dargelegt, auch von Skinner stark beeinflusst. Somit schrieb Skinner auch über die direkte Beziehung zwischen Verhaltensanalyse und Evolution (1981). Kurz gesagt: Variation und Selektion – die Grundlage der Evolution – stehen im Einklang mit der Analyse von Kontingenzen. Wenngleich diese Beziehung zur Evolutionsforschung schon immer bestanden hat, ist sie in erschienenen Arbeiten noch deutlicher hervorgehoben worden (Hayes und Sanford 2014; Wilson et al. 2014). Das evolutionäre Denken hat dazu beigetragen, den konzeptionellen Fokus zu erweitern und das Ausmaß einzubeziehen, in dem die Merkmale eines Organismus (einschließlich des Verhaltens) zum Überleben beitragen (Biglan und Hayes 2015). Der zusätzliche Wert des funktional-kontextuellen Denkens für die Evolutionstheorie besteht darin, dass die verbale Analyse über eine Selektionseinheit aufklären kann. Das heißt, die Art und Weise, wie Menschen Sprache verwenden, kann und wird sich auf den »Erfolg« eines Individuums auswirken (um es in der Sprache der Evolution zu sagen), was wiederum ausgewählt und beibehalten wird.

Diese Denkart beginnt zunehmend die Art und Weise, wie die Psychotherapieforschung und -praxis organisiert und umgesetzt wird, zu prägen (Hayes et al. 2020; Gloster und Haller 2022). Einer der derzeit diskutierten Ansätze ist die *Prozessbasierte Psychotherapie (PBT)*. Prozessbasierte Psychotherapieansätze haben bisher sechs Prozesse identifiziert, von denen angenommen wird, dass sie für alle Psychotherapien relevant sind – auch wenn nicht alle Psychotherapien explizit auf alle sechs Prozesse abzielen. Wie bereits beschrieben (▶ Kap. 1), handelt es sich bei den sechs Prozessen um Emotion, Kognition, Aufmerksamkeit, Selbst, Motivation und Verhalten. Diese können adaptiv oder maladaptiv sein und treten in zwei Kontexten auf: biophysisch und soziokulturell. Die sechs ACT-Kernprozesse lassen sich nahezu eins zu eins auf die genannten Prozesse übertragen: Akzeptanz (Emotion), Defusion (Kognition), Hier und Jetzt

(Aufmerksamkeit), Selbst-als-Kontext (Selbst), Werte (Motivation) und engagiertes Handeln (Verhalten). Dies ist zum großen Teil darauf zurückzuführen, dass ACT von Anfang an einen kontextsensitiven Ansatz für die Psychotherapie verfolgte: Von Beginn an wurde stets die Wechselbeziehung zwischen den ACT-Kernprozessen und der Notwendigkeit ihrer kontextsensitiven Anwendung betont, die sich von Sitzung zu Sitzung (oder sogar von Augenblick zu Augenblick) und über Patient:innen hinweg ändert. Gleichermaßen wird im prozessbasierten Ansatz die Notwendigkeit betont, Psychotherapie zunächst auf individueller Ebene wissenschaftlich zu untersuchen und erst in einem weiteren Schritt auf der Gruppenebene zu verallgemeinern, sofern dies zusätzliche Informationen liefert (Hayes et al. 2022; Sanford et al. 2022) – beispielsweise in einer Untergruppe von Patient:innen, bei denen ein ausgewählter Prozess nicht funktioniert.

4 Kernelemente der Diagnostik

Im Vorherigen (► Kap. 3) wurde das transdiagnostische Vorgehen der ACT bereits erläutert. Dabei wird die psychische Flexibilität als übergreifendes Psychopathologie- und Behandlungsmodell betrachtet, welchem sechs Kernprozesse (als trainier- und veränderbare Prozesse auch unter den Begriffen Kernkompetenzen oder Fertigkeiten bekannt) zugrundeliegen. Diese Kernprozesse sind bei der Entstehung, Entwicklung und Aufrechterhaltung sowohl von gesunden als auch von pathologischen Anpassungs- und Verhaltensprozessen beteiligt. Somit spielen sie in Bezug auf die Entwicklung und Aufrechterhaltung von menschlichem Leiden – und in der Folge auch psychischen Störungen – eine wichtige Rolle. Diese Kernprozesse sind hingegen keine kategorial unabhängigen Prozesse, sondern interagierende, sich beeinflussende Kräfte eines Ganzen.

Gleichermaßen wie in anderen Psychotherapieverfahren ist die Diagnostik auch im Falle der ACT ein zentraler, durchgängiger Baustein im Verlauf der Therapie. Im Falle der ACT ist hingegen weniger die kategoriale, symptomatische Klassifikation nach ICD oder DSM vordergründig bedeutsam. Es werden vielmehr die beschriebenen Kernprozesse und die übergeordnete psychische Flexibilität dimensional über den gesamten Verlauf der Therapie evaluiert. Dies kann sowohl klinisch im Gespräch als auch mittels psychometrisch validierter Fragebogen durchgeführt werden. Hier soll zuerst auf die Diagnostik des übergeordneten Modells der psychischen Flexibilität eingegangen werden. In den weiteren Schritten wird dann die Diagnostik der zugrundeliegenden Kernprozesse beschrieben. Schlussendlich wird auf die neuesten Weiterentwicklungen rund um die ACT, nämlich prozessbasierte Ansätze, eingegangen und ein (sich noch im Entwicklungsprozess befindlicher) Fragebogen (*PBAT*) vorgestellt, der veränderungsrelevante Prozesse im Rahmen der Psychotherapie noch spezifischer zu messen versucht.

4.1 Diagnostik der psychischen Flexibilität

Wie bereits an anderer Stelle erläutert (▶ Kap. 5), handelt es sich bei der psychischen Flexibilität um ein übergeordnetes Modell. Ein solches zu operationalisieren ist herausfordernd. In englischer Sprache sind unterdessen einige Fragebogen erschienen, welche den gängigen psychometrischen Gütekriterien mehr oder weniger genügen. Eine Zusammenfassung aller in englischer Sprache zur Verfügung stehender Fragebogen zur Messung der psychischen Flexibilität ist Gloster, Block et al. zu entnehmen (2021) (validierter Fragebogen in deutscher Sprache siehe ▶ Tab 4.1). Der *Acceptance und Action Questionnaire II* (*AAQ-II*) ist dabei international in Forschung und klinischem Alltag bei weitem der meistgenutzte Fragebogen (Bond et al. 2011). Letzterer existiert ebenfalls in validierter deutscher Sprache (*Fragebogen zu Akzeptanz und Handeln II, FAH-II* (Hoyer und Gloster 2013)). Wenngleich sehr verbreitet, wird der AAQ-II (FAH-II) vielfach kritisiert, vor allem wegen fehlender Spezifität, Kontext- oder Veränderungssensitivität (vgl. Benoy, Knitter, Schumann et al. 2019).

In der ▶ Tab. 4.1 sind alle gegenwärtig in deutscher Sprache zur Verfügung stehenden Fragebogen zur Erhebung der psychischen Flexibilität aufgeführt. So scheint der *Open and Engagement Scale Questionnaire* bereits einige Limitationen des AAQ-II (FAH-II) aufgreifen zu können. Der *CompACT* berücksichtigt alle Kernprozesse und gruppiert sie in die drei bekannten zusammenfassenden dyadischen Prozesse (Akzeptanz und Defusion, Achtsamkeit und Selbst-als-Kontext, Werte und engagiertes Handeln). Der *Psy-Flex* Fragenbogen, welcher erst kürzlich nach ausführlicher Validierung in mehreren Stichproben erschienen ist, greift weitere Limitation im Rahmen der fragebogen-bezogenen Diagnostik der psychischen Flexibilität auf,ist zeit- und kontextspezifisch, deckt alle Kernprozesse der ACT ab und eignet sich zudem für regelmäßige Verlaufsmessungen

Tab. 4.1: Auswahl an deutschsprachig validierten Fragebogen zur Messung der psychischen Flexibilität

Name	Abkürzung	Anzahl Items	Zeitlicher Rahmen	Deckt alle Kernkompetenzen ab	Validiert in deutscher Sprache	Kontextspezifisch	Spezifität	Zitierung
Fragebogen zu Akzeptanz und Handeln II (Acceptance and Action Questionnaire II)	FAH-II (AAQ-II)	7	–	nein	ja	nein	meistverwendet	Hoyer und Gloster 2013; Bond et al. 2011
Open and Engagement Scale Questionnaire	OESQ	4	1 Woche	nein	ja	ja	veränderungssensitiv	Benoy, Knitter, Knellwolf et al. 2019
Comprehensive Assessment of Acceptance and Commitment Therapy Processes	CompACT	23	–	ja	ja	zum Teil	misst die drei dyadischen Prozesse der ACT	Giovannetti et al. 2022
Psy-Flex	Psy-Flex	6	1 Woche	ja	ja	ja	geeignet für Verlaufsmessungen	Gloster, Block et al. 2021

(Gloster, Block et al. 2021). Die sechs Items des Psy-Flex (inklusive entsprechender Skala) sind der ▶ Abb. 4.1 zu entnehmen.

„Psy-Flex"

1. Präsent sein
Auch wenn ich in Gedanken wo anders bin, kann ich in wichtigen Momenten auf das achten, was gerade vor sich geht.

sehr häufig	häufig	ab und zu	selten	sehr selten
⑤	④	③	②	①

2. Offen sein für Erlebnisse
Wenn es darauf ankommt, kann ich unangenehme Gefühle und Erlebnisse geschehen lassen, ohne sie gleich loswerden zu müssen.

sehr häufig	häufig	ab und zu	selten	sehr selten
⑤	④	③	②	①

3. Gedanken sein lassen
Hinderliche Gedanken kann ich mit Abstand betrachten ohne mich von ihnen beherrschen zu lassen.

sehr häufig	häufig	ab und zu	selten	sehr selten
⑤	④	③	②	①

4. Stabiles Selbsterleben
Auch wenn mich Gedanken und Erlebnisse durcheinanderbringen, kann ich so etwas wie einen ruhenden Pol in mir wahrnehmen.

sehr häufig	häufig	ab und zu	selten	sehr selten
⑤	④	③	②	①

5. Bewusstein für die eigenen Werte
Ich bestimme, was für mich wichtig ist und entscheide, wofür ich meine Energie einsetzen möchte.

sehr häufig	häufig	ab und zu	selten	sehr selten
⑤	④	③	②	①

6. Engagiert sein
Ich engagiere mich tatkräftig für das, was ich wichtig, nützlich oder sinnvoll finde.

sehr häufig	häufig	ab und zu	selten	sehr selten
⑤	④	③	②	①

Auswertung: Alle Antworten aufsummieren. Je höher die Summe, desto höher die psychische Flexibilität.
Deutsche Version: Andrew Gloster und Klaus Bader (Rückmeldungen an: andrew.gloster@unibas.ch). Letztes Update: 10/2021.
Deutsche Validierung: Gloster AT, Block VJ, Klotsche J et al. (2021) Psy-Flex: A contextually sensitive measure of psychological flexibility. J Context Behav Sci 22: 13–23. doi:10.1016/J.JCBS.2021.09.001

Abb. 4.1: Deutsche Version des Psy-Flex Fragebogen inklusive Auswertungsinstruktion (Gloster, Block et al. 2021)

4.2 Diagnostik der ACT-Kernprozesse

Im Folgenden wird auf die Diagnostik der jeweiligen Kernprozesse der ACT eingegangen. Es wird jeweils ein zur Verfügung stehender Fragebogen vorgestellt sowie Beispielfragen zur klinischen Evaluierung während des therapeutischen Gespräches in Merk-Kästen aufgeführt.

Für die Praxis

Unter folgendem Link der Association for contextual Behavioral Science (ACBS) sind alle zur Verfügung stehenden deutschen (validierten und noch nicht validierten) Fragebogen zur ACT in deutscher Sprache abrufbar: https://contextualscience.org/measures_in_german_deutsch

4.2.1 Werte

Therapieziele sollten möglichst in Verbindung mit persönlichen Lebenszielen bzw. Werten stehen (▶ Kap. 5.9). Das bedeutet nicht, dass die Therapie mit diesem Bereich begonnen werden muss, jedoch sollte das Thema der persönlichen Werte sowie die Ausrichtung des eigenen Verhaltens danach bereits sehr früh in der Therapie angesprochen werden. Entsprechend sollte bereits früh (und nicht erst, wenn motivationale Schwierigkeiten im Therapieprozess augenscheinlich werden) auf die Diagnostik dieses Prozesses bzw. dieser Kernprozesse eingegangen werden.

Wie sehr das gegenwärtige Verhalten nach persönlichen Werten ausgerichtet ist sowie welche diese sind, kann beispielsweise mit dem *VLQ-2* (*Valued Living Questionnaire 2*; Wilson et al. 2010) erhoben werden. Dieser Fragebogen erhebt zunächst die aktuelle Bedeutsamkeit von 10 Lebensbereichen (1: Familie außer Ehe und Elternschaft, 2: Ehe, Paare oder intime Beziehungen, 3: Elternschaft, 4: Freunde und Sozialleben, 5: Arbeit, 6: Bildung und Ausbildung, 7: Freizeit und Erholung, 8: Spiritualität, 9: Gemeinschaftsleben, 10: körperliche Selbstfürsorge) auf einer Skala von 1 (überhaupt nicht wichtig) bis 10 (sehr wichtig) mittels der Frage »Wie wichtig ist Ihnen derzeit dieser Bereich in Ihrem Leben?«. Auf der gleichen Skala wird in einem weiteren Schritt erfragt, wie konsequent im Einklang mit den jeweiligen Wichtigkeiten der einzelnen Lebensbereiche gelebt wurde (»Wie viel haben Sie in diesem Bereich während der letzten Woche aktiv gehandelt?« auf einer Skala von 1 (überhaupt nicht aktiv) bis 10 (sehr aktiv)). Mittels der Antworten können vier unterschiedliche Scores ermittelt werden: (1) Wichtigkeit, (2) wertorientiertes Handeln, (3) Kongruenz wertorientierten Handelns und (4) Diskrepanz wertorientierten Lebens.

In der Ausarbeitung von wertvollen Therapiezielen sowie in therapeutischen Prozessen zur Förderung der Therapie- und Veränderungsmotivation sind nebst der zuvor beschriebenen eher quantitativen Erfassung auch die inhaltliche, sozusagen qualitative Auseinandersetzung mit den eigenen Werten und Lebenszielen von großer Bedeutung. Dem folgenden Kasten sind mögliche Fragen für die klinische Exploration und Auseinandersetzung im Gespräch zu entnehmen.

Beispielfragen zu »Werten«

- Was und wer ist Ihnen wirklich wichtig? Und wozu ist Ihnen das wirklich wichtig?
- Was ist Ihnen in Ihrer Rolle als ... wichtig?
- Wenn Sie nur noch eine begrenzte Zeit zu leben hätten, was würden Sie dann tun? Was würden Sie nicht mehr tun?
- Wäre Ihnen ... noch wichtig, wenn niemand davon je erfahren würde?

4.2.2 Hier und Jetzt

Der Prozess des *Im-Hier-und-Jetzt-präsent-sein* findet weit über die ACT hinaus Anwendung in Bereichen der klinischen und Gesundheitspsychologie (meist unter dem Begriff »Achtsamkeit« subsumiert). Der meistverwendete validierte Fragenbogen zur Erfassung der selbstberichteten Achtsamkeit ist der *Five Facet Mindfulness Questionnaire* (*FFMQ*), der ebenfalls in einer Kurzversion (24 item short form: *FFMQ-SF*) validiert wurde (Bohlmeijer et al. 2011; Shallcross et al. 2020). Der 39 Items lange Fragebogen in der Originalversion ist auch in deutscher Sprache validiert (Michalak et al. 2016). Der FFMQ erfasst Achtsamkeit mit Hilfe von fünf Faktoren: Beobachten, Beschreiben, mit Aufmerksamkeit handeln, Akzeptieren ohne Bewertung und Nichtreaktivität. Teilnehmende sollen die jeweiligen Aussagen der Items anhand einer 5-Punkte-Skala von 1 (trifft nie oder sehr selten zu) bis 5 (trifft sehr oft oder immer zu) bewerten. Durch die Erhebung der fünf Domänen der Achtsamkeit bietet sich dieser Fragebogen sehr gut für die klinische Arbeit mit Patient:innen an.

Der Kernprozess zur Achtsamkeit kann aber nicht nur anhand retrospektiv zusammenfassender Allgemeineinschätzungen erhoben werden, sondern auch im direkten Gespräch mit Patient:innen. Die Achtsamkeit wird also sozusagen im Hier und Jetzt des klinischen Kontaktes oder in Bezug auf einen spezifischen, für den therapeutischen Prozess bedeutsamen Moment erfragt. Beispielfragen für das Therapiegespräch sind dem folgenden Kasten zu entnehmen.

Beispielfragen zu »Hier und Jetzt«

- Wie fühlen Sie sich jetzt? Und wie einfach fällt es Ihnen, zu merken, wie es Ihnen gerade in diesem Moment geht?
- Wo im Körper können Sie das spüren?
- Wo sind Sie gerade mit Ihrer Aufmerksamkeit?
- Was taucht jetzt in Ihnen auf, wenn Sie an die Situation X denken?
- Tauchte in der Situation X irgendein Impuls oder Drang auf? Wie sind sie mit diesem umgegangen?
- Gelang es Ihnen in dieser Situation, ihre Gefühle nur zu beobachten, ohne von Ihnen überwältigt zu werden?
- Haben Sie in der Situation X bewusst oder automatisch gehandelt?

4.2.3 Akzeptanz

Der Kernprozess der Akzeptanz beschreibt den dimensionalen Gegenpol der Erlebensvermeidung, also der Verhaltenstendenz zur Vermeidung negativ wahrgenommener innerer Erlebnisse, das als wichtiges Konzept in zahlreichen psychopathologischen Konzeptualisierungen weit über die ACT hinaus beschrieben wird. Diese Tendenz zur Erlebensvermeidung lässt sich fragebogenbasiert mit dem *Multidimensional Experiential Avoidance Questionnaire* (*MEAQ*) messen (Gámez et al. 2011). Der MEAQ ist ein 62 Items langer Fragebogen, der das Konzept der Erlebensvermeidung in folgenden sechs Subskalen erhebt: Aversion gegenüber Stresserleben, Verhaltensvermeidung, Ablenkung/Verdrängung, Prokrastination, Stress-Widerstandsfähigkeit. Der MEAQ ist ebenfalls als Kurzversion mit 15 Items validiert – dem *Brief Experiential Avoidance Questionnaire* (*BEAQ*, Gámez et al. 2014). Der BEAQ ist zudem als deutschsprachige Version validiert (Schaeuffele et al. 2022).

Gleichermaßen lässt sich auch die Fähigkeit zur Akzeptanz von schmerzhaften und unangenehmen inneren Erlebnissen anhand von Fragen im klinischen Gespräch eruieren. Beispielfragen sind dem folgenden Kasten zu entnehmen.

Beispielfragen zu »Akzeptanz«

- Wozu haben Sie X gemacht? (Vermeidungsverhalten eruieren)
- Ist es in Ordnung, Empfindung X in Situation Y zu fühlen?
- Wie sehr kämpfen Sie jetzt (oder in Situation X) mit dem Gefühl Y?
- Sind Sie bereit, das Gefühl X (in Situation Y) zu erleben?
- Wie viel Energie stecken Sie in die Vermeidung von Gefühl X?

4.2.4 Defusion

In der ACT zielen sogenannte *defusionierende* Interventionen darauf ab, Kognitionen (also Gedanken) von Handlungen zu entkoppeln und einen mentalen Abstand zwischen dem Bewusstsein einer Person und ihren Gedanken, Erinnerungen, Überzeugungen, Glaubenssätzen und Konzepten über sich und die Welt zu schaffen. Die *kognitive Fusion* beschreibt somit das dimensionale Gegenteil, also das Verfangensein, das Verstricktsein und das Festhängen in eigenen Gedanken, Überzeugungen, Erinnerungen usw. Wie sehr ein Mensch mit den eigenen Kognitionen verstrickt ist, lässt sich mit dem Selbsteinschätzungsfragebogen *CFQ* (*Cognitive Fu-*

sion Questionnaire) messen (Gillanders et al. 2014). Dieser 7 Items lange Fragebogen erfragt den Umgang *mit* und den Effekt *von* Kognitionen, die jeweils auf einer Skala von 1 (trifft nie zu) bis 7 (trifft immer zu) zu beantworten sind. Der CFQ ist ebenfalls in einer deutschen Version validiert (China et al. 2018).

Im klinischen Gespräch lässt sich die Anhaftung an Kognitionen, bzw. die Fähigkeit zur Loslösung von gedanklichen Inhalten, beispielhaft anhand der im nächsten Kasten erläuterten Fragen eruieren.

Beispielfragen zu »kognitiver Defusion«

- Wie sehr hält dieser Gedanke Sie gerade gefangen? Und wie oft passiert Ihnen das mit diesem Gedanken?
- Wie oft haben sie sich oder anderen diese Geschichte schon erzählt?
- Welche Bedeutung hat dieser Gedanke?
- Wie ernst nehmen Sie Ihren Gedanken, der Ihnen sagt, dass …?

4.2.5 Selbst-als-Kontext

Der Kernprozess des Selbst-als-Kontext beschreibt die Fähigkeit eines flexiblen, auf sich selbst gerichteten Perspektivwechsels. Dabei geht es vorwiegend um das Konzept, das ein Mensch von sich selbst hat (Überzeugungen, Vorstellungen, Annahmen, Erinnerungen, usw.), und wie flexibel er sich selbst als Kontext unterschiedlicher wechselnder Erfahrungen statt als Inhalt letzterer erfahren kann. Beispielsweise: »Ich bin dumm!« versus »Ich erlebe viel. Jetzt, wo ich gerade Feedback X erhalten habe, habe ich den Gedanken, dumm zu sein.« Gemäß unseres Wissens gibt es aktuell keinen Fragebogen, der diesen Kernprozess spezifisch zu erheben versucht. Item 4 im *Psy-Flex* (Abb. 4.1) zielt spezifisch auf diesen Kernprozess ab und beschreibt die beobachtende Position, die man aus diesem Kernprozess heraus auf eigenes, selbstbezogenes Erleben einnehmen kann. Im klinischen Gespräch lässt sich die Fähigkeit, sich selbst als Kontext unterschiedlichen und wechselnden Erlebens wahrzunehmen, beispielhaft anhand der im folgenden Kasten aufgeführten Fragen eruieren.

Beispielfragen zu »Selbst-als-Kontext«

- Was hat diese Geschichte/Erfahrung mit Ihnen zu tun?
- Was sagt das/diese Geschichte/diese Erfahrung über Sie aus?
- Haben Sie gerade (oder in Situation X) diesen Gedanken, oder hat der Gedanke gerade (oder in Situation X) Sie?
- Schaffen Sie es manchmal, sich in vergleichbaren Situationen daran zu erinnern, dass Sie auch schon ganz andere Erfahrungen gemacht haben?

4.2.6 Engagiertes Handeln

Der Kernprozess des engagierten Handelns beschreibt im Wesentlichen die Fähigkeit, zielgerichtetes und wertorientiertes Verhalten auf flexible Art aufrechtzuerhalten. Der *Committed Action Questionnaire (CAQ)* erhebt spezifisch diesen Kernprozess anhand von 18 Items (McCracken 2013). Unterdessen wurde zudem eine Kurzversion, der *shortened Committed Action Questionnaire (CAQ-8)* validiert (McCracken et al. 2015), welche zudem in deutscher Sprache verfügbar ist (Terhorst et al. 2020). Wie bereits zuvor sind auch für diesen Kernprozess klinische Beispielfragen im folgenden Kasten aufgeführt.

Beispielfragen zu »engagiertem Handeln«

- Wie sehr sind Sie bereit, X zu tun? Und X auch weiterhin zu tun?
- Wie viel Energie investieren Sie in Sachen, die Ihnen nicht wichtig sind?
- Wie sind Sie damit umgegangen, als sich bei der Umsetzung Ihres Zieles die Hürde X aufgetan hat?
- Wie sehr haben Sie sich bisher für X eingesetzt?

4.3 Fragebogenbasierte Diagnostik Prozessbasierter Psychotherapie

Die neuen Entwicklungen hin zu Prozessbasierten Psychotherapieansätzen wurden bereits an anderer Stelle (▶ Kap. 1, ▶ Kap. 3) ausgeführt. Zur Erinnerung: Letztere sind theoriebasiert, dynamisch, progressiv, kontextgebunden, modifizierbar, mehrstufig und mit wichtigen Outcomes verbunden. Ciarrochi, Sahdra, Hofmann und Hayes haben einen Pool an Items generiert, das *Process-Based Assessment Tool* (*PBAT*), welches die Messung relevanter Veränderungsprozesse in klinischem und Forschungsalltag unterstützen soll (2022). So werden in dieser ersten entsprechenden Publikation 18 Items vorgeschlagen. Dabei scheinen die Autoren ganz speziell unterstreichen zu wollen, dass Kliniker:innen und Forschende sich die Freiheit nehmen sollen, nur jene Einzel-Items oder Item-Sets auszuwählen, die für den entsprechenden Therapieprozess (bzw. Forschungsthematik) von Relevanz sind. In ihrer Studie konnten die Autoren den PBAT mit theoretisch relevanten Konstrukten (z. B. Bedürfnisbefriedigung oder Frustration) in Verbindung bringen, und erste Nachweise der konstrukt- und kriteriumsbezogenen Validität erbringen. Der PBAT wurde bis dato noch nicht in weiteren Studien untersucht. Auch eine validierte Übersetzung in die deutsche Sprache ist noch nicht erfolgt. Unserer Ansicht nach können die Items des PBAT jedoch sehr nützlich für die therapeutische Arbeit sein. Sie ermöglichen die Identifikation und Messung therapierelevanter Prozesse, können Veränderungsverläufe abbilden und schließlich bei der Klärung und Erarbeitung eines gemeinsamen Krankheits- bzw. Leidensmodells mit Patient:innen helfen. Entsprechend haben wir uns dazu entschieden, den Leser:innen dieses Buches an dieser Stelle in ▶ Abb. 4.2 eine eigene Übersetzung des Item-Pools des PBAT an die Hand zu geben. Zu beachten ist aber, dass diese Übersetzung noch keiner entsprechenden wissenschaftlichen Überprüfung nach dem aktuellen Stand der Forschung unterzogen worden ist.

	Stimme überhaupt nicht zu										Stimme voll und ganz zu
	0	10	20	30	40	50	60	70	80	90	100
1. Ich war in der Lage, mein Verhalten auf eine Art und Weise zu verändern, die meinem Leben diente.											
2. Ich habe Dinge getan, die meine Beziehung zu Menschen, die mir wichtig sind, geschadet haben.											
3. Ich war in der Lage, eine Reihe von Emotionen zu erleben, die dem Moment angemessen waren.											
4. Ich habe Mühe damit, Verhalten aufrechtzuerhalten, das mir gut tut.											
5. Ich habe keinen sinnvollen Weg gefunden mich selbst herauszufordern.											
6. Ich habe mich gesundheitsförderlich verhalten.											
7. Mein Denken stand mir im Wege, Dinge zu tun, die mir wichtig sind.											
8. Ich habe auf wichtige Dinge in meinem alltäglichen Leben geachtet.											
9. Ich habe Dinge nur getan, weil es den Erwartungen von Anderen entsprach.											
10. Ich hielt mich an Strategien, von denen ich dachte, sie funktionieren.											
11. Ich habe persönlich wichtige Wege gefunden, mich selbst herauszufordern.											
12. Ich fühlte mich festgefahren und unfähig, mein unwirksames Verhalten zu ändern.											
13. Ich habe mein Denken so eingesetzt, dass ich besser leben konnte.											
14. Ich hatte Mühe, mich mit den Momenten in meinem täglichen Leben zu verbinden.											
15. Ich habe Dinge getan, um mich mit Menschen verbunden zu fühlen, die mir wichtig sind.											
16. Ich habe mich entschieden, Dinge zu tun, die mir persönlich wichtig sind.											
17. Ich habe auf eine Weise gehandelt, die meiner körperlichen Gesundheit schadet.											
18. Ich habe kein angemessenes Ventil für meine Gefühle.											

Abb. 4.2: Unvalidierte deutsche Übersetzung des Process-Based Assessment Tool (PBAT) (Original in Englisch von Ciarrochi et al. 2022, S. 210)

5 Kernelemente der Therapie

5.1 Die psychische Flexibilität im Fokus – nicht die Symptomreduktion

Das ACT-Modell geht davon aus, dass das menschliche Leiden einen Teil seines Kerns in der Vermeidung von privaten Erfahrungen (also Gedanken, Gefühlen, Erinnerungen, Körperempfindungen etc.) hat – der sogenannten Erlebensvermeidung (▶ Kap. 3) (Hayes et al. 1996). Diese Erlebensvermeidung kann zu vermeidenden Bewältigungsstrategien führen (Hayes et al. 1996), welche kurzfristig eine Symptomreduktion bewirken können. Die Symptome verschlimmern sich jedoch langfristig (z. B. Abramowitz und Moore 2007). Der flexible und offene Kontakt mit der Gegenwart wird somit erschwert (Hayes et al. 1996).

Mit dem Begriff der psychischen Flexibilität wird hingegen die Tendenz beschrieben, auf eine Art und Weise zu reagieren, welche es ermöglicht oder vereinfacht, Ziele und Werte zu verfolgen (Doorley et al. 2020; Hayes et al. 2012). Die psychische Flexibilität ist in der ACT der therapeutische Wirkmechanismus, über welchen sich Veränderungen einstellen (Hayes und Hofmann 2021; Levin et al. 2012; Ren et al. 2019; Ruiz Jiménez 2012; Stockton et al. 2019). Während die ACT das Vorhandensein von Symptomen anerkennt und würdigt, liegt der Fokus der ACT stärker auf der Förderung der psychischen Flexibilität als auf der Symptomreduktion (Vilardaga und Hayes 2009; Wilson und Sandoz 2008). Psychische Flexibilität kombiniert mehrere Konzepte aus der dritten Welle der Psychotherapie, u. a. emotionale, kognitive und Aufmerksamkeitsflexibilität, ein perspektivisches Verständnis des Selbst und der Werte, sowie wertorientiertes Verhalten (Hayes und Hofmann 2021; Ren et al. 2019; Stockton et al. 2019).

5.2 Erfahrungsorientierung

Die ACT basiert auf der Philosophie des funktionalen Kontextualismus. Somit stehen Kontext und Funktion von Emotionen und Gedanken stärker im Zentrum als ihr Inhalt (Hayes und Hofmann 2021). Anstatt beispielsweise zu versuchen, die Form, Häufigkeit oder Sensitivität sogenannter »negativer« Emotionen oder Gedanken zu verändern, wie es in der traditionellen kVT der Fall sein könnte, wird auf die Beziehung der Klient:innen und Patient:innen zu ihren eigenen Erfahrungen gezielt. Die Methoden und Strategien in der ACT sind erfahrungsorientiert und basieren auf der Annahme, dass normale psychologische Prozesse auf eine Art und Weise ablaufen können, welche psychologischen Schaden verursachen kann (Hayes und Hofmann 2021). Dies bedeutet für die Therapiesitzungen, dass Patient:innen von einem Vortrag über Mechanismen und Abläufe voraussichtlich weniger profitieren, als wenn sie jene Mechanismen und Abläufe direkt erleben. Dies gilt im Übrigen nicht nur für Patient:innen: auch Therapeut:innen sollen Mechanismen und Abläufe direkt erleben (Hayes und Hofmann 2021). Tatsächlich gibt es Evidenz dafür, dass auch Psychotherapeut:innen (nicht nur Patient:innen) von ACT-basierten Strategien profitieren (Dereix-Calonge et al. 2019). Eine offene und neugierige Haltung ist somit bei allen Beteiligten essenziell. Patienten:innen werden immer wieder dazu ermutigt, auszuprobieren, zu experimentieren, was bestimmte Haltungen, Übungen und Strategien in ihnen auslösen, auch wenn dies kontraintuitiv oder seltsam anmuten kann. Die eigene Erfahrung fungiert somit als die Messlatte, an welcher sichtbar wird, was hilft. Nur Patient:innen selbst können beurteilen, was für sie längerfristig hilfreich ist. Somit sind sie selbst die einzigen wahren Expert:innen für sich (Hayes 2004).

Merke

Die ACT hat nicht primär die Symptomreduktion zum Ziel, sondern die Förderung der psychischen Flexibilität. Dabei stehen der Kontext und die Funktion von Emotionen und Gedanken sowie die Orientierung an der eigenen direkten Erfahrung im Vordergrund.

5.3 Metaphern

Wenn es darum geht, Neues zu erlernen bzw. neue Konzepte zu verstehen, sind Metaphern enorm hilfreich und somit ein wichtiger Bestandteil der ACT. Metaphern funktionieren darüber, dass bekannte Begriffe, Dinge oder Ereignisse mit neuen Begriffen, Dingen oder Ereignissen in Beziehung gesetzt werden. Handlungsalternativen können so potenziell sichtbar werden (Lotz 2016). Prinzipiell wird somit beim Einsatz einer Metapher ein neuer Bezugsrahmen gesetzt (▶ Kap. 3). Beispielsweise: Wenn man gegen unangenehme Gefühle ankämpft, ist das wie Rudern und Herumtreten im Treibsand, was nur dazu führt, dass man immer tiefer einsinkt und sich nicht mehr befreien kann. Das Rudern im Treibsand wird hier mit dem Ankämpfen gegen unangenehme Gefühle verglichen und unterstützt Patient:innen darin, neue Verknüpfungen zu erlernen und so neue Bezugsrahmen zu setzen. Neues Verhalten kann entsprechend auf diesen neuen Verknüpfungen und Bezugsrahmen aufbauen. Dies funktioniert jedoch nur, wenn die bekannten Begriffe, Dinge oder Ereignisse den Patient:innen wirklich klar sind – also, wenn Patient:innen bereits gelernt haben (z. B. über vorherige verbale Kommunikation), dass Rudern und Herumtreten im Treibsand dazu führt, dass man immer tiefer einsinkt und sich nicht mehr befreien kann. Ein Bezugsrahmen muss also bereits bestehen, andernfalls funktioniert die Metapher nicht, da kein neuer Bezugsrahmen entstehen kann (Lotz 2016). Das bedeutet, dass Metaphern für die Patient:innen stimmig und verständlich sein sollen – nicht für die Therapeut:innen. Metaphern, die Therapeut:innen als hilfreich und augenöffnend wahrnehmen, können für Patient:innen unverständlich und somit wenig hilfreich sein. Nur Patient:innen können mittels ihrer eigenen Erfahrung beurteilen, ob eine Metapher für sie hilfreich ist (Hayes 2004; Lotz 2016). Erfahrungsbasierte Übungen und Metaphern können dementsprechend hilfreich sein, damit Patient:innen den Einsatz einer ACT-Fähigkeit direkt erfahren (Bricker und Tollison 2011), denn so wird ein neuer Bezugsrahmen gesetzt (Lotz 2016).

5.4 Kreative Hoffnungslosigkeit

Oft besteht die Überzeugung, zuerst kontrollieren zu müssen, was man fühlt oder denkt, damit gemäß den eigenen Werten gehandelt werden kann (Pears und Sutton 2021a). Dies schließt die Reduktion von Symptomen ein, bevor man sich dem widmen kann, was wichtig ist. Denn oft ist dies gepaart mit einer Definition von psychischer Gesundheit, welche praktisch gleichbedeutend ist mit »keine negativen, belastenden oder sonst unangenehmen Gedanken, Gefühle oder Erinnerungen haben« (Wengenroth 2017). Diese Überzeugung hält jedoch lediglich ein System dysfunktionaler Kontrollstrategien aufrecht (Pears und Sutton 2021b). Denn oft haben Patient:innen schon verschiedene »Problemlöseansätze« und Kontrollstrategien ausprobiert: exzessives Arbeiten, damit das Gefühl der Unzulänglichkeit verschwindet; weniger essen, damit der Gedanke »Ich bin fett« verschwindet; übermäßig Sport treiben, damit sich das Gefühl der Wertlosigkeit verringert; sich zurückziehen, damit man nicht an unangenehme soziale Begegnungen erinnert wird ... die Liste ist bei vielen Menschen lang. Darauf angesprochen, ob das, was sie tun, ihnen langfristig ein erfülltes und sinnvolles Leben ermöglicht, antworten die meisten Patient:innen jedoch »Nein«, was in der ACT so viel bedeuten mag wie: »Dieses Verhalten ist also nicht funktional« (Harris 2013). Dennoch halten viele Patient:innen an solchen Verhaltensweisen fest – oft aufgrund der

Vorstellung, andere Leute würden das ja ebenso machen. Dies impliziert, dass Menschen ihre unangenehmen Gedanken, Gefühle oder Erinnerungen kontrollieren könnten. Tatsächlich ist der Sachverhalt wohl ein anderer: Menschen haben im Allgemeinen keine Kontrolle über Gedanken, Gefühle oder Körperempfindungen. Versuchen Sie es selbst (und lassen Sie es auch Ihre Patient:innen selbst versuchen): Der folgende Kasten enthält beispielhaft einige Übungen und Techniken zur kreativen Hoffnungslosigkeit und fasst auf einen Blick das Wichtigste zusammen.

Kreative Hoffnungslosigkeit: Beispiele für Übungen und Metaphern

Ziel:
Loslassen der Kontrollagenda: Menschen haben keine Kontrolle über Gedanken, Gefühle und körperliche Reaktionen. Der Versuch diese zu kontrollieren kann verschiedenen Konsequenzen haben, u. a. zusätzliches Leid (durch vergebliche Kontrollmechanismen) und Verhalten, das vermeidungs- statt wertorientiert ist.

Häufige Missverständnisse:
Die Kontrollagenda loszulassen, bedeutet nicht, zu resignieren. Vielmehr bedeutet es, sich dem zu widmen was wichtig ist, statt das zu kontrollieren was nicht kontrollierbar ist und somit Zeit und Energie in vergebliche Kämpfe zu investieren.

Übungen/Metaphern:
Wasserball-Metapher (der Wasserball steht für Gefühle, Gedanken, Erinnerungen, die die Patient:innen loswerden möchten):
»Stellen Sie sich vor, Sie sind am Meer und drücken einen Wasserball unter Wasser. Wie gut funktioniert das kurzfristig? Wie ist es langfristig? Wie fühlen sich Ihre Arme mit der Zeit an? Wie anstrengend ist es? Wie lange können Sie den Wasserball unter Wasser drücken? Was geschieht in der Zwischenzeit am Strand *(hier können Sie Werte der Patient:innen einfügen)*? Wie gut sind Sie mit X *(Wert der Patient:innen einfügen)* verbunden, während Sie den Wasserball unter Wasser drücken?«

Denken Sie nicht an einen lila Elefanten mit pinkfarbenen Flügeln:
»Woran haben Sie gerade gedacht? Auch, wenn Sie sich explizit sagen, »Ich denke jetzt nicht an einen lila Elefanten mit pinkfarbenen Flügeln, nein.« enthält dieser Satz bereits einen lila Elefanten mit pinkfarbenen Flügeln. Auch, wenn Sie sich bildlich vorstellen, wie dieser mit einem großen Kreuz durchgestrichen wird, mussten Sie sich zunächst einen lila Elefanten mit pinkfarbenen Flügeln vorstellen, den Sie überhaupt durchstreichen können. Das heißt: auch, wenn Sie sich alle Mühe geben, nicht an X zu denken, ist das grundsätzlich nicht möglich. Die Bemühung, Gedanken zu kontrollieren kann sogar dazu führen, dass ständig an X gedacht wird, weil man ständig versucht, nicht an X zu denken (zählen Sie nur einmal die Male, in denen »X« nun in den letzten Sätzen vorkam, ohne dass wir eigentlich daran denken wollten).«

Verlieben Sie sich – jetzt!
»Ich biete Ihnen 100.000 CHF, wenn Sie folgendes tun: Sich Hals über Kopf total und absolut in die allererste Person zu verlieben, die Sie sehen, sobald Sie aus diesem Raum gehen. Wie, das geht nicht? Aber 100.000 CHF sind doch eine schöne Summe Geld! Geht immer noch nicht? Aha. Gefühle zu kontrollieren ist also schwieriger als gedacht. Aber Körperempfindungen oder physiologische Reaktionen … das sollte wohl funktionieren. Naja, haben Sie schon mal versucht, nicht zu schwitzen? Bewusst Ihren Schweiß zurückzuhalten? Ihre Schweißdrüsen davon abgehalten, keinen Schweiß abzugeben? Vor allem, wenn Sie nervös, ängstlich, oder angestrengt sind?«

Obwohl die Kreative Hoffnungslosigkeit nicht zu den sechs Kernprozessen der psychischen Flexibilität gehört, ist sie entscheidend: Gemeinsam mit den Patient:innen wird die Offenheit und Bereitschaft erarbeitet, mit ihren Erfahrungen auf eine neue Art und Weise in Kontakt zu treten (Pears und Sutton 2021a). Es stellt sich stets die Frage nach der Funktionalität: In den meisten Fällen werden Patient:innen zur Schlussfolgerung kommen, dass es kaum möglich ist, Gedanken und Gefühle zu steuern oder zu kontrollieren. Nun, wenn das der Fall ist, was bedeutet das? Sollen wir uns diesem Gefühl der Hoffnungslosigkeit hingeben, resignieren und aufgeben? Nein.

Wir können jedoch kreativ werden. Wir können andere Möglichkeiten explorieren und beispielsweise versuchen, den Gedanken und Gefühlen mit einer offenen und präsenten Haltung zu begegnen und zu tun, was uns wichtig ist.

5.5 Das Hexaflex

In der ACT wird die psychische Flexibilität mit Hilfe von sechs Kernprozessen gefördert, wie im sogenannten *Hexaflex* (► Abb. 5.1) visuell dargestellt. Diese sechs Fähigkeiten stehen alle zueinander in Bezug, wobei es weder Start- oder Endpunkt, noch eine hierarchische Gliederung gibt (Wengenroth 2017). Von diesen Fähigkeiten werden die verschiedenen Interventionen in der ACT abgeleitet. Hierbei ist wichtig, dass die Interventionen, Übungen und Techniken nicht lediglich zu weiteren Kontrollstrategien für unerwünschte Gedanken und Gefühle werden (► Kap. 1). Sie sollen nicht zur Erlebensvermeidung, sondern zur Förderung der psychischen Flexibilität dienen. Auch hier liegt der Fokus der Fähigkeiten stärker auf dem Kontext als auf dem Inhalt (Hayes und Hofmann 2021).

Im Folgenden wird näher auf die einzelnen Kernprozesse eingegangen. Für jede Fähigkeit existiert zusätzlich eine Tabelle mit Beispielen für mögliche Interventionen, Übungen, Metaphern und Techniken. Da in der ACT stärker der Kontext und die Funktion im Vordergrund stehen, ist es Therapeut:innen durchaus möglich, eigene Interventionen und Übungen zu entwickeln und so auf Patient:innen individuell anzupassen. Dieses Buch ist kein Therapiemanual – striktes Abarbeiten aller Übungen und Fähigkeiten ist somit weder nötig noch erstrebenswert, weil vermutlich nicht hilfreich für Patient:innen. Es soll daher eher dazu ermutigt werden, den ACT-Prinzipien und nicht strikt einem Manual zu folgen. So kann sich ein Spielraum öffnen, in dem Interventionen noch wirkungsvoller gestaltet werden können. Allen ACT-Techniken und -Strategien ist dabei folgendes gemeinsam: Die Reduktion maladaptiver und vermeidungsorientierter Strategien zur Emotionsregulation, indem Patient:innen ermutigt werden, sich von starren Gedanken zu distanzieren, den Kontakt mit dem Hier und Jetzt zu verstärken, sowie Erlebensvermeidung zu reduzieren (Davies et al. 2015; Hofmann und Asmundson 2008).

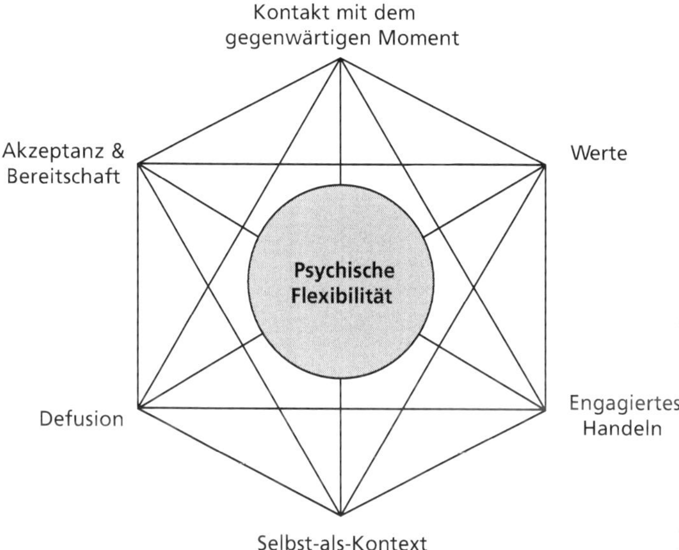

Abb. 5.1: Das ACT-Hexaflex bietet eine Übersicht der sechs Kernprozesse, mittels derer die psychische Flexibilität gefördert wird

5.6 Hier und Jetzt

Mit Hier und Jetzt ist in der ACT die Fähigkeit gemeint, im Hier und Jetzt bewusst präsent zu sein und sich gedanklich nicht in der Vergangenheit oder in der Zukunft zu befinden (Wengenroth 2017). Dies erlaubt Gefühlen, Gedanken, Erinnerungen und anderen Erfahrungen, zu kommen und zu gehen, ohne dass eine Reaktion zur Veränderung dieser stattfinden muss (Hayes und Hofmann 2021; Zou et al. 2020). Es ist jedoch nicht das Ziel, immer im Hier und Jetzt zu bleiben: Zum einen ist das nicht möglich – auch mit lebenslanger Übung nicht. Zum anderen erfüllt auch das Verhalten, temporär gedanklich in der Vergangenheit oder der Zukunft zu sein, eine Funktion, welche auf der evolutionsbiologischen Ebene für unser Überleben essenziell war. Im Verständnis der ACT hat Achtsamkeit dann eine wichtige Funktion, wenn der mangelnde Gegenwartskontakt ein wertorientiertes Leben erschwert. Das Training der Achtsamkeit fördert die Fähigkeit, zu bemerken, wenn wir uns gedanklich in der Vergangenheit oder Zukunft befinden. Denn dann können wir uns aktiv dafür entscheiden, wieder in die Gegenwart zurückzukehren (Wengenroth 2017). Oft hat dies einen Einfluss darauf, wie wir auf bestimmte Reize im Alltag reagieren.

Im Alltag begegnen uns viele verschiedene Reize, auf welche wir verschiedenartig reagieren können: wütend werden, Substanzen konsumieren, sich zurückziehen, essen, Sport machen, Fernsehen, nicht mehr mit dem Gegenüber sprechen, sich in die Arbeit flüchten, im Bett bleiben, gar nicht ins Bett gehen … die Möglichkeiten sind zahlreich. Somit gibt es Reaktionen auf Reize, welche ein wertorientiertes Leben erleichtern und Reaktionen, die ein solches erschweren. In diesem kurzen Moment – nachdem der Reiz wahrgenommen wurde, jedoch vor einer Reaktion – liegt die Entscheidung, ob wertorientiert reagiert wird. Wir haben keine Kontrolle über die Reize unserer Umwelt und das müssen wir auch nicht – solange uns bewusst ist, dass Kontrolle über die Reaktion möglich ist. Dies wahrzunehmen und in diesem Moment achtsam zu sein, gibt uns die Freiheit, über die nachfolgende Reaktion zu entscheiden. Automatisierte, erlernte Verhaltensweisen und Reaktionen sollen erkannt und eine bewusste Entscheidung für ein Verhalten ermöglicht werden (Schug 2016).

Die Entwicklung dieser Fähigkeit erfordert Übung (Wengenroth 2017), wobei zwischen formellen und informellen Achtsamkeitsübungen unterschieden werden kann (Schug 2016). Dabei ist beiden Arten das Ziel der bewussten Wahrnehmung und des Lenkens der Aufmerksamkeit gemeinsam (Schug 2016; Wilson und Dufrene 2008). Der Kasten auf der folgenden Seite enthält beispielhaft einige Übungen und Techniken zu formellen und informellen Achtsamkeitsübungen und fasst auf einen Blick das Wichtigste zusammen.

Achtsamkeitsübungen: formell und informell

Formelle Achtsamkeitsübungen im Verständnis der ACT schulen die bewusste Wahrnehmung der Umgebung sowie von Gedanken, Gefühlen und Erinnerungen – ohne sie direkt zu bewerten, sondern lediglich zu beobachten. Dadurch identifiziert man sich weniger mit Gedanken und Gefühlen (Schug 2016). Formelle Achtsamkeitsübungen können beispielsweise Sitz- oder Gehmeditationen sein, wobei es bei den Sitzmeditationen den Patient:innen überlassen ist, ob sie während der Übung ihre Augen schließen möchten oder nicht (Wengenroth 2017) (alternativ kann auch ein Punkt am Boden fixiert werden). Solche Übungen eignen sich auch als Einstieg in die Therapiesitzung.

Informelle Achtsamkeitsübungen fokussieren stärker auf alltägliche Routineaufgaben. Diese werden oft lediglich halbbewusst (oder im »Autopilotenmodus«) durchgeführt; oft begibt man sich währenddessen gedanklich in die Zukunft oder Vergangenheit. Praktisch alle alltäglichen Routineaufgaben eignen sich hierbei zum Üben: duschen, essen, Geschirr spülen und viele mehr (Schug 2016). Laden Sie Patient:innen dazu ein, achtsam die Zähne zu putzen, achtsam den Kaffee zu trinken oder achtsam das Wohnzimmer staubzusaugen. Was sehen, hören, spüren, riechen sie? Dasselbe kann während der Therapie gemacht werden (Für Beispielfragen hierzu siehe ► Kap. 4.2.2).

Formelle wie auch informelle Achtsamkeitsübungen eignen sich nicht nur für die Therapiesitzung, sondern auch als Hausaufgabe. Dabei können Patient:innen Übungen zum Lesen oder Audioaufnahmen mitgegeben werden. Auch der Einsatz von Smartphone-Applikationen bietet sich an, wie z. B. »Headspace«, »Ten Percent Happier« (Englisch) oder »Insight Timer«.

Achtsamkeit auf einen Blick: Beispiele für Übungen und Metaphern

Ziel:

Bewusst im Hier und Jetzt zu sein. Gedanken, Gefühle und Erinnerungen kommen und gehen zu lassen, ohne eine Reaktion zur Veränderung dieser einzuleiten.

Häufige Missverständnisse:

- Achtsamkeit ist nicht gleichzusetzen mit Entspannung (Schug 2016).
- Achtsamkeit ist kein Mittel, schwierige Gedanken, Gefühle oder Erinnerungen unter Kontrolle zu bringen (Wengenroth 2017).
- Achtsamkeit bedeutet nicht, stoisch auszuhalten. Vielmehr bedeutet achtsam zu sein, kommen und gehen zu lassen, und zu beobachten, was auftaucht.

Übungen/Metaphern:

Atemübungen:
Immer wieder mit den Patient:innen üben, die Aufmerksamkeit auf den Atem zu lenken. Der Verstand wird sie immer wieder vom Atem abschweifen lassen. Egal, wie oft das passiert: Die Patient:innen sollen dazu eingeladen werden, mit ihrer Aufmerksamkeit einfach zum Atem zurückzukommen. Denn das ist das Ziel in dieser Übung: Nicht, nie abzuschweifen, sondern zu merken, wenn die Patient:innen abschweifen, dies zur Kenntnis zu nehmen und zum Atem zurückzukehren.

Ankerübung:
5 Dinge mit jedem Sinn bewusst wahrnehmen: 5 Gegenstände sehen, 5 Geräusche hören, 5 Dinge spüren etc.

Zähneputzen mit der anderen Hand:
Die Patient:innen dazu einladen, mal mit der Hand die Zähne zu putzen, mit welcher sie das normalerweise nie tun und lediglich zu beobachten, was sie wahrnehmen. Welche Gedanken und Gefühle tauchen auf? Wie ist es, eine so routinierte Sache so anders durchzuführen? Das Ziel dieser Übung ist die Entwicklung der Aufmerksamkeit und das Zur-Kenntnis-Nehmen von Gedanken und Gefühlen, statt der automatischen Routine zu folgen.

5.7 Akzeptanz

Akzeptanz wird in der ACT als eine Haltung verstanden, welche von bewusster Offenheit und Aufgeschlossenheit geprägt ist. Dies beinhaltet, dass Gedanken, Gefühle oder Erinnerungen anerkannt werden, dass man ihnen gegenüber präsent ist und sie nicht wertet. Akzeptanz kann durch Missverständnisse zu Widerstand führen, daher ist die einfühlsame Beachtung der persönlichen Erfahrungen der Patient:innen essenziell (Wengenroth 2017). Akzeptanz wird in der ACT nicht als Aufgeben oder Resignation verstanden und bezieht sich auch nicht auf Umstände, die veränderbar, problematisch oder kaum ertragbar sind (z. B. destruktive Beziehungen oder Substanzkonsum). Vielmehr ist eine Bereitschaft gemeint, sich Gefühlen und Gedanken gegenüber zu öffnen, ihnen Raum zu geben und ihnen zu erlauben, dass sie kommen und gehen dürfen. Das bedeutet nicht, dass man die Gefühle und Gedanken gutheißen oder haben wollen muss. Diese Haltung bedeutet eher, sich stetig von Neuem für die akzeptierende Haltung zu entscheiden. Denn Menschen haben hier die Wahl: Schwierige Gefühle, Gedanken und Empfindungen zulassen und die Bereitschaft aufbringen, zu fühlen was man fühlt – oder gegen sie ankämpfen oder sie vermeiden, also mehr von dem, was in der Vergangenheit bereits getan wurde (Wengenroth 2017). Akzeptanz ist eine Alternative zum Versuch, Kontrolle über Gedanken und Gefühle zu erlangen. Lassen Sie, im Sinne der Erfahrungsorientierung, auch hier die Patient:innen selbst versuchen, wie sich Akzeptanz anfühlt, statt sie ihnen wie eine weitere »Problemlösestrategie« anzubieten. Auch Therapeut:innen selbst sind dazu eingeladen, dies zu probieren, denn auch wir haben die Wahl, schwierige Gefühle, Gedanken und Empfindungen zuzulassen.

In der Therapiesitzung üben Therapeut:innen gemeinsam mit Patient:innen verschiedene Situationen, in welchen die Patient:innen die Wahl treffen können, gegenüber schwierigen Gedanken und Gefühlen eine akzeptierende Haltung einzunehmen. Somit können Patient:innen üben, sich mehr und mehr aus ihrer Komfortzone herauszubewegen und einen Umgang damit zu lernen, was geschieht, wenn sie eine akzeptierende Haltung einnehmen. Gleichzeitig gilt zu beachten, dass tatsächlich das Zulassen und Raumgeben geübt wird, und man sich nicht im Analysieren und in den Details des Leidens verliert. Wie immer gilt es, die Funktion des Verhaltens zu beachten: Wiederholtes Analysieren der Details des Leidens kann potenziell wiederum eine vermeidende Funktion erfüllen – denn wenn ständig analysiert wird, müssen andere Dinge in diesem Moment nicht besprochen werden.

Der folgende Kasten enthält beispielhaft einige Übungen und Techniken zur Akzeptanz und fasst auf einen Blick das Wichtigste zusammen. Für Beispielfragen siehe ▶ Kap. 4.2.3.

Akzeptanz auf einen Blick: Beispiele für Übungen und Metaphern

Ziel:
Eine Haltung einzunehmen, welche von bewusster Offenheit und Aufgeschlossenheit geprägt ist. Gedanken, Gefühlen oder Erinnerungen Raum zu geben, sie anzuerkennen und ihnen gegenüber präsent zu sein, ohne sie zu werten.

Häufige Missverständnisse:

- Akzeptanz ist nicht Aufgeben oder Resignation.
- Akzeptanz bedeutet nicht, schwierige Gefühle, Gedanken etc. haben zu wollen oder
- gut zu finden.
- Bezieht sich nicht auf Umstände, die veränderbar sind.

Übungen/Metaphern:
Thronsaal-Übung:
Die Patient:innen dazu einladen, sich vorzustellen, sie befänden sich in einem Thronsaal. Sie wären König:innen und gerade jetzt findet die königliche Anhörung statt. Während jener kommen alle Menschen ihres Königreiches einer nach dem anderen mit ihren Anliegen in den Thronsaal. Jedes Anliegen eines Menschen soll hierbei einen Gedanken reflektieren, mit dem die Patient:innen zurzeit kämpfen. Lassen Sie die Patient:innen einige Menschen ihr Anliegen vortragen. Dabei sollen Sie

sich als König:innen jedoch lediglich das Anliegen anhören. In Bezug auf dieses Anliegen gibt es in dem Moment nichts zu tun, zu erledigen oder zu lösen. Nachdem die Menschen ihr Anliegen vorgetragen haben, sollen die Patient:innen sich bedanken und diese Person darum bitten, irgendwo im Raum Platz zu nehmen (nicht rausschicken). Das nächste Anliegen wird im Anschluss vorgetragen.

»Und« statt »Aber«:
Die Patient:innen dazu einladen, in einem Satz ein »aber« durch ein »und« zu ersetzen. Beispielsweise: »Sport wäre jetzt sicher gut, aber ich habe keine Lust dazu«. Wie fühlt es sich an, wenn der Satz lautet: »Sport wäre jetzt sicher gut und ich habe keine Lust dazu«. Wie definitiv und final fühlen sich die beiden Sätze an? Wie groß oder klein fühlt sich der Handlungsspielraum in jedem Satz an? Welche Gefühle tauchen mit diesen beiden Sätzen auf?

5.8 Defusion

Die Basis der ACT im funktionellen Kontextualismus (Harris 2013; Hayes und Hofmann 2021) unterscheidet sich von anderen Psychotherapietraditionen – was v. a. spürbar wird, wenn es um den Umgang mit Gedanken geht. Die ACT versucht nicht, die Häufigkeit oder den Inhalt von Gedanken zu verändern (wie dies z. B. bei der kognitiven Umstrukturierung in der kVT der Fall ist), sondern ihre Funktion. Patient:innen werden also nicht darin unterstützt, anders (z. B. positiver oder rationaler) zu denken, sondern darin, einen hilfreichen Umgang mit diesen Gedanken zu erlernen, wenn sie auftauchen (Wengenroth 2017). Defusion umschreibt die Fähigkeit, Gedanken mit einer gewissen Distanz zu erleben, so dass sie nicht automatisch über unser Verhalten entscheiden (Hayes und Hofmann 2021). Gedanken sollen als das erkannt werden, was sie sind, nämlich Gedanken – nicht mehr und nicht weniger. Sie sind keine Ursache für das

Verhalten. Dabei ist nicht entscheidend, ob der Gedanke falsch oder wahr ist (Inhaltsebene), vielmehr ist entscheidend, dass es sich um einen Gedanken handelt, den wir beobachten und somit kommen und gehen lassen können. Der Gedanke soll die Patient:innen nicht davon abhalten, das zu tun, was ihnen wichtig ist (Funktionsebene) (Wengenroth 2017). Auch hier stellt sich die Frage nach der Funktionalität: »Ist der Gedanke hilfreich oder nicht? Ist er es nicht, können Sie ihn kommen und gehen lassen und sich dann dem zuwenden, was wichtig ist?« Hierbei ist wichtig, dass Defusion nicht heißt, Gedanken zu ignorieren, herunterzuspielen oder nicht ernst zu nehmen. Es handelt sich vielmehr um die Fähigkeit, Gedanken als solche zu erkennen: Gedanken, die das Verhalten nicht unmittelbar steuern müssen. Sie können somit potenziell zu Werkzeugen werden, mit denen wir versuchen können, unsere Werte zu leben. Die Werkzeuge bestimmen jedoch nicht, was wir tun. Somit kann ein Kontext geschaffen werden, in welchem gedankliche Konstrukte weniger destruktive Macht haben (Wengenroth 2017). Auch hier haben wir eine Wahl: Schwierige Gedanken als solche sehen und ihnen erlauben, zu kommen und zu gehen – oder gegen sie ankämpfen oder sie vermeiden, und somit mehr von dem tun, was in der Vergangenheit bereits getan wurde. Auch Defusion ist prinzipiell eine Alternative zum Versuch, Gedanken zu kontrollieren.

Beachten Sie jedoch: Genauso wie bei der Akzeptanz nicht jede Situation akzeptiert werden muss (sondern auf jene unveränderbaren Aspekte fokussiert werden soll, wie z. B. das Auftreten bestimmter Gefühle, Gedanken und Erinnerungen) so ist allgegenwärtige Defusion ebenfalls nicht erwünscht. Denn das Gegenteil von Defusion, die sogenannte Fusion (also ohne Distanz verschmolzen zu sein mit den eigenen Gedanken) ist ein wichtiger Aspekt, wenn wir ganz in die Geschichte eines Buches oder die Szenen eines Films abtauchen. Die Fähigkeit zur Defusion soll Patient:innen vielmehr darin unterstützen, auch bei schwierigen Gedanken präsent zu sein, indem Gedanken als Gedanken gesehen werden, und nicht als absolute und verhaltensbestimmende Wahrheiten. Somit können sich Patient:innen flexibel gemäß ihren Werten verhalten (Wengenroth 2017). Auch hier gilt: Fragen Sie die Patient:innen nach ihren Erfahrungen. Wann sind Fusion und Defusion im Weg, wenn es darum geht, das zu tun, was wichtig ist? Wann nicht?

Der folgende Kasten enthält beispielhaft einige Übungen und Techniken zur Defusion und fasst auf einen Blick das Wichtigste zusammen. Für Beispielfragen siehe ▶ Kap. 4.2.4.

Defusion auf einen Blick: Beispiele für Übungen und Metaphern

Ziel:
Einen hilfreichen Umgang mit Gedanken zu erlernen. Der Fokus liegt dabei auf der Funktion der Gedanken (nicht auf ihrem Inhalt oder ihrer Häufigkeit). Das Ziel ist nicht, anders zu denken, sondern die Beziehung zum Gedanken zu verändern. Gedanken sollen mit einer gewissen Distanz und Kenntnisnahme erlebt werden können, so dass sie nicht automatisch über unser Verhalten entscheiden. Denn: Gedanken und Gefühle sind keine Ursache für Verhalten (Wengenroth 2017)!

Häufige Missverständnisse:

- Defusion heißt nicht, dass Gedanken unwichtig sind.
- Es ist nicht entscheidend, ob der Gedanke wahr oder falsch ist (das ist die Inhaltsebene), sondern wichtiger ist, ob wir diesen Gedanken beobachten und wieder gehen lassen können. Das Festhalten an der Inhaltsebene ist selten hilfreich.

Übungen/Metaphern:
»Ich habe den Gedanken, dass …«:
Die Patient:innen dazu einladen, den Teilsatz »Ich habe den Gedanken, dass …« vor einen ihrer Gedanken zu setzen. Beispielsweise: »Ich habe den Gedanken, dass ich das nicht kann«, statt »Ich kann das nicht«. Wie fühlt sich das an? Wie definitiv fühlen sich die beiden Gedanken an? Welche Gefühle und weiteren Gedanken tauchen auf?

Radiosender:
Sich den Verstand mit seinen Gedanken als ein Radio vorstellen, welches im Hintergrund spielt. Manchmal kommt der Sender, welcher Gedanken spielt wie z. B. »Ich krieg das nie hin« oder »Keiner mag

mich« (hier Gedanken einfügen, mit welchen die Patient:innen zurzeit kämpfen). Dieser Sender taucht immer wieder mal auf. Die Patient:innen dazu einladen, dieses Radio im Hintergrund einfach laufen zu lassen und wahrzunehmen, dass der Verstand (das Radio) mal wieder Gedanken sendet (diesen Radiosender spielt).

Gedanken verfremden:
Laden Sie die Patient:innen dazu ein, einen bestimmten Gedanken (hier Gedanken einfügen, mit welchen die Patient:innen zurzeit kämpfen) mal ganz anders zu sagen, z. B. mit einer ganz tiefen oder ganz hohen Stimme, ganz langsam oder ganz schnell, laut oder flüsternd. Oder lassen Sie sie den Gedanken in einem Satz formulieren und in ihrer Vorstellung wie einen Schriftzug erscheinen. Machen Sie den Satz klein, groß, farbig, schräg, drehen Sie ihn auf den Kopf, verändern Sie die Abstände zwischen den Wörtern, Buchstaben, Zeilen. Ihrer Fantasie sind keine Grenzen gesetzt. Das Ziel ist hier, zu beobachten welche Wirkung dieser Gedanke nun hat. Verändert sich z. B. die Bedrohlichkeit, die Finalität des Gedankens? Wie fühlt sich das an?

5.9 Werte

Allen Patient:innen ist mindestens eine Sache enorm wichtig – ansonsten kämen sie nicht in die Therapie. Dies gilt auch, wenn sie von außen motiviert sind (z. B. weil Angehörige die Patient:innen zur Therapie drängen) oder wenn sie ihre Freiheit verlieren würden, wenn sie nicht in die Therapie kämen (z. B. im forensischen Kontext) (Wengenroth 2017). Um mehr darüber herauszufinden, was Patient:innen wichtig ist, können Variationen folgender Fragen diskutiert werden: »Wofür wollen Sie stehen? Worin wollen Sie Ihre Zeit und Energie investieren? Was wollen Sie tun? Worauf legen Sie Wert? Worum soll es in Ihrem Leben gehen?« Werte drehen sich also um die Vorstellung von einem »gut« gelebten Leben. Die Antworten auf diese Fragen sind essenziell für die weitere therapeutische Arbeit, da sie die Gründe darstellen, überhaupt Fortschritte in der Therapie anzustreben – speziell, wenn schwierige Situationen auftauchen (Wengenroth 2017). Wenn wir fragen: »Ist das Verhalten XY hilfreich?«, dann fragen wir eigentlich: »Ist das Verhalten XY hilfreich im Hinblick auf Ihren Wert YZ? Trägt dieses Verhalten dazu bei, dass Sie gemäß diesem Wert handeln können? Steht dieses Verhalten im Dienst dieses Wertes?« Tatsächlich kann die Werteklärung selbst bereits schmerzhaft sein, da eine mögliche Diskrepanz zwischen dem gewünschten und aktuellen Zustand deutlich und schmerzlich vor Augen geführt wird. Um das Verhalten an eigenen Werten auszurichten, ist neben der Werteklärung auch die Definition einiger Ziele hilfreich (Wengenroth 2017).

Ziele versus Werte

Im Verständnis der ACT sind Werte frei gewählt (wir haben die Kontrolle über die Wahl dessen, was uns wichtig ist), verbal konstruiert (etwas, das uns wichtig ist, müssen wir nicht zwingenderweise aus eigener Erfahrung kennen, abstrakte Werte sind durch die Sprache möglich), über Konsequenzen des Verhaltens definiert (Verhalten gibt uns potenziell die Möglichkeit, einem Wert näherzukommen) und stabil (Wengenroth 2017). Es ist fundamental, Werte mit Patient:innen zu explorieren, da anhand ihrer evaluiert wird, was den Patient:innen in der Therapie hilft. Therapeut:innen sollten Werte daher nicht ausklammern oder davon ausgehen, dass sie wissen, welche Werte für ihre Patient:innen wichtig sind (Wengenroth 2017). Hier sind die Patient:innen selbst die einzigen Experten, die dies herausfinden können (mehr zu Patient:innen als Experten siehe ► Kap. 9.1.1). Auch Gefühle können auf Werte hindeuten. »Negative« Gefühle (z. B. Angst oder Traurigkeit) können ein Indiz dafür sein, dass wichtige Werte gefährdet oder verletzt wurden, während »positive« Gefühle (z. B. Freude oder Rührung) ein Indiz dafür sein können, dass einem Wert Rechnung getragen wurde. Beispiele für Werte sind Gesundheit, ein fürsorglicher Elternteil sein, eine gesellschaftlich engagierte Person sein etc. (Wengenroth 2017).

Ziele hingegen bauen darauf auf, was konkret verändert werden soll. Sie können sich schnell verändern – sei es durch weiteres Herunterbrechen, Neuformulieren oder Erreichen eines Ziels. Ziele sind vergleichbar mit Zwischenstationen auf einer Reise. Werte hingegen sind vergleichbar mit einem Kompass, welcher die Richtung angibt. Sie können nicht erreicht oder abgehakt werden. Sie sind außerdem über darunterliegende Werte miteinander verbunden und lassen sich so in verschiedene Bereiche organisieren. Wenn Ziele verändert werden, ist es wichtig, zu rekapitulieren wie dieses Ziel mit dem darunterliegenden Wert zusammenhängt. Denn wenn Ziele zwar erreicht werden, jedoch unklar ist weswegen dies wichtig war, kann sich potenziell innere Leere, Verwirrung oder eine gewisse Orientierungslosigkeit ausbreiten. Dasselbe gilt übrigens, wenn ein Ziel nicht erreicht wurde (Wengenroth 2017). Beispiele für Ziele sind: mehr körperliche Bewegung in den Alltag integrieren (z. B. im Dienst des Wertes der Gesundheit) oder sich über lokale Initiativen oder Vereine informieren (z. B. im Dienst des Wertes, eine gesellschaftlich engagierte Person zu sein). Nach Möglichkeit sollten Ziele *SMART* definiert werden siehe dazu den Kasten in ► Kap. 5.10)

Der nachfolgende Kasten enthält beispielhaft einige Übungen und Techniken zur Werteklärung und fasst auf einen Blick das Wichtigste zusammen. Für Beispielfragen siehe ► Kap. 4.2.1.

Werte auf einen Blick: Beispiele für Übungen und Metaphern

Ziel:
Sich bewusst zu werden, was für die Patient:innen tief in ihrem Inneren wichtig ist. Dies ist essenziell, da dies die Gründe sind, wieso Patient:innen überhaupt in die Therapie kommen. Auf der Basis der Werte werden Fortschritte in der Therapie angestrebt.

Häufige Missverständnisse:

- Werte sind nicht dasselbe wie Ziele.
- Über Werte nachzudenken kann schmerzhaft sein. Patient:innen sollen dennoch nicht vor weiterer Wertearbeit zurückschrecken.

Schmerz mag lediglich auf eine Diskrepanz hinweisen und betont den Stellenwert dieses Bereichs.

Übungen/Metaphern:
90. Geburtstag:
Die Patient:innen dazu einladen, sich vorstellen, sie feierten in der Zukunft ein Fest zu ihrem neunzigsten Geburtstag. Alle Personen, die ihnen wichtig sind, sollen bei diesem Fest anwesend sein – ganz egal, ob das aktuell realistisch (z. B. Eltern, welche zu jenem Zeitpunkt verstorben wären) oder tatsächlich real ist (z. B. Kinder, welche die Patient:innen sich wünschen, die es aktuell jedoch nicht gibt). Das Bild soll möglichst lebhaft für die Patient:innen entstehen (Wer ist da? Wo findet das Fest statt? Wie sieht die Dekoration aus? etc.). Patient:innen sollen sich dann vorstellen, dass die wichtigste Bezugsperson während dem Fest aufsteht und eine Rede auf das Geburtstagskind hält. Was soll in dieser Rede über die Patient:innen gesagt werden? Wie möchten sie ihrem Umfeld in Erinnerung sein? Nach dieser Übung besprechen, wie die Patient:innen dieser Rede heute näherkommen könnten. Was können sie heute bereits tun, um dieser Mensch zu werden, über den so gesprochen wird?

5.10 Engagiertes Handeln

In der ACT wird auf konkrete Verhaltensveränderungen abgezielt. Alle Fähigkeiten im *Hexaflex* erleichtern oder ermöglichen eine Verhaltensveränderung. Auch wenn spontane Verhaltensveränderungen durchaus möglich sind, ist es für viele Patient:innen oft schwierig, von ihren Werten ausgehend auf konkrete Handlungen oder Ziele zu schließen, oder mit Barrieren umzugehen, wenn es darum geht, engagiert oder wertorientiert zu handeln (z. B. auch durch den Einsatz von Achtsamkeit, Akzeptanz und Defusion) (Wengenroth 2017). Beispielsweise gibt es in vielen Theorien implizit oder explizit Annahmen darüber, welche Veränderungen geschehen sollten, bevor wertorientiertes Verhalten möglich ist – tatsächlich geht in der ACT wertorientiertes Verhalten einer Symptomreduktion voraus, nicht umgekehrt (Gloster et al. 2017).

Die Erfahrungsorientierung ist auch beim engagierten Handeln wichtig: Patient:innen profitieren stärker, wenn sie direkt erfahren, wie es sich anfühlt, wertorientiert zu handeln, auch wenn nicht nur positive Gefühle mit solchen Handlungen verbunden sein mögen. Für Patient:innen ist es daher eine wichtige Lernerfahrung, neue Verhaltensweisen in zuvor vermiedenen Situationen zu zeigen. Anhand jener Erfahrung können sie beurteilen, welche Strategien für sie hilfreich sind. Lediglich darüber zu sprechen (beispielsweise darüber, was ihnen wichtig ist oder gemeinsam zu üben, achtsam zu sein) reicht oft nicht, um konkrete Verhaltensveränderungen zu bewirken (Wengenroth 2017). Wichtig hierbei ist, sich keine engagierte Handlungsweise auszusuchen, welche man ganz sicher immer und überall umsetzen wird.

Dies würde daraufhin deuten, dass die entsprechende Handlungsweise bereits im Verhaltensrepertoire verankert ist. Somit würde durch die Wiederholung dieser voraussichtlich kein großer Lernprozess stattfinden und möglicherweise könnte sich die Handlung sogar zu einem Vermeidungsverhalten entwickeln.

Motivation zur Handlung – auch wenn es mal nicht funktioniert

Wertorientiertes Verhalten ist nicht per se einfach, lediglich, weil es wertorientiert ist. Oft ist es mit Zweifel, Angst, Misserfolg oder sonstigen schwierigen Erlebnissen verbunden. Vor allem bei größeren oder längerfristigen Projekten und Zielen sind längst nicht nur positive Gedanken und Gefühle beteiligt. Der Wunsch nach Kontrolle über solch schwierige Gedanken und Gefühle sorgt oft dafür, dass sich das Verhalten nicht mehr an den eigenen Werten orientiert. Es wird dann stärker von Vermeidung (z. B. Zweifel, Angst vor Misserfolg etc.) getrieben, als von Wertorientierung. Um das Verhalten wieder verstärkt an den Werten auszurichten, ist neben der Werteklärung auch die Definition einiger Ziele hilfreich

(Wengenroth 2017). Zudem können Therapeut:innen zu verschiedenen Zeitpunkten einer Handlung unterstützend wirken: Vor der Handlung kann die Motivation gefördert werden, indem Patient:innen explizit die konkreten Ziele und Handlungen mit ihren Werten verbinden. Während der Handlung ist es wichtig, dass Patient:innen mit ihren Werten in Kontakt bleiben. Die intrinsische Motivation kann erhöht und aufrechterhalten werden, indem Patient:innen lernen, welche Gefühle, Gedanken und Körperempfindungen auftauchen, wenn sie wertorientiert handeln. Nach der Handlung wirkt es verstärkend, wenn Patient:innen sich der positiven Konsequenzen ihres Verhaltens bewusst werden. Hier soll gemeinsam mit den Patient:innen ein weiteres Mal erörtert werden, welche Gefühle, Gedanken und Körperempfindungen auftauchten, als sie wertorientiert handelten. Auch sollte die Verbindung zu den Werten nochmal betont werden (Wengenroth 2017).

Während die Festlegung und Zielformulierung in Bezug auf wertorientiertes Verhalten ein wichtiger Schritt ist, ist es ebenso wichtig, den Patient:innen zu vermitteln, dass sie trotz dieser Vorsätze manchmal nicht gemäß ihren Werten handeln werden. Viele Patient:innen haben diese Erfahrung bereits vor der Therapie gemacht und tendieren vielleicht dazu, sich zu rechtfertigen, Gründe für ihr Verhalten zu finden oder sich nicht mehr auf wertorientiertes Verhalten festlegen zu wollen, aus Angst, in der Zukunft wieder von ihrem wertorientierten Verhalten abzuweichen. Wichtig ist hier, den Patient:innen zu vermitteln, dass die Werte noch immer dieselben sind, unabhängig davon, ob man von einem damit verbundenen Vorsatz abgewichen ist oder nicht. Das Zurückkehren zum Wert kann in solchen Situationen hilfreich sein (Wengenrot 2017; Wilson und Dufrene 2008). Dies ist zudem eine wichtige Gelegenheit, mögliche Barrieren zu entdecken: Was stand den Patient:innen im Weg, als sie versuchten wertorientiert zu handeln? Waren es bestimmte Gedanken, Gefühle, Körperempfindungen? Je nach Situation ist möglicherweise eine zusätzliche Übung der anderen Fähigkeiten nötig (z. B. Defusion, wenn der Gedanke »Oh je, ich dachte ich kann das, aber ich kann es doch nicht« hinderlich war). Dies sind wichtige Erkenntnisse in Bezug auf zukünftiges wertorientiertes Verhalten. Es empfiehlt sich, das Resultat schriftlich festzuhalten (Wengenroth 2017).

Der folgende Kasten enthält beispielhaft einige Übungen und Techniken zum engagierten Handeln und fasst auf einen Blick das Wichtigste zusammen. Für Beispielfragen siehe ▶ Kap. 4.2.6.

Engagiertes Handeln auf einen Blick: Beispiele für Übungen und Metaphern

Ziel:
Konkrete Verhaltensveränderungen im Dienst der Werte der Patient:innen sollen herbeigeführt werden. Falls hilfreich, können auch weitere ACT-Fähigkeiten miteinbezogen werden. Die Barrieren, welche hierbei möglicherweise auftauchen, können ebenfalls mit ACT-Fähigkeiten reduziert werden. Patient:innen können somit lernen, neue Verhaltensweisen in zuvor vermiedenen Situationen zu zeigen und erfahren, wie es sich anfühlt, wertorientiert zu handeln.

Häufige Missverständnisse:

- Wertorientiertes Verhalten ist nicht per se einfach, lediglich weil es wertorientiert ist.
- Das Abweichen von einer wertorientierten Handlung bedeutet nicht, dass der Wert in dem Fall nicht so wichtig ist. (»Wenn Sie von A nach B fahren wollen und sich auf dem Weg verfahren, heißt das, dass sie nun gar nicht mehr nach B fahren wollen?«)

Übungen/Metaphern:
SMART-Ziele (spezifisch, messbar, aktionsorientiert, realistisch, terminiert) gemeinsam mit den Patient:innen definieren. Mit kleineren, kurzfristigen Zielen beginnen.

Werte zur Geltung bringen versus Werte verletzen:
Gemeinsam mit den Patient:innen eine Tabelle erstellen. In der ersten Spalte werden die Werte der Patient:innen aufgelistet, in der zweiten verschiedene Verhaltensweisen, mit welchen einem bestimmten Wert Geltung verschafft werden kann. In der dritten Spalte schließlich wer-

den Verhaltensweisen aufgelistet, mit welchen der entsprechende Wert verletzt wird.

Aktionspläne erstellen:
Denkbar ist hier eine grobe Darstellung beispielsweise in Flowchart-ähnlicher Form. Gemeinsam mit den Patient:innen wird ein bestimmter Wert auf der obersten Ebene notiert. Ausgehend von diesem werden auf einer zweiten Ebene Ziele definiert. Für jedes Ziel werden auf einer weiteren Ebene konkrete Handlungen ausgearbeitet. Für jede Handlung werden mögliche Barrieren aufgelistet. Schließlich wird auf der untersten Ebene ein möglicher Umgang mit jeder einzelnen Barriere erarbeitet (z. B. Defusion bei Gedanken, die als Barriere für eine bestimmte Handlung fungieren können).

5.11 Selbst-als-Kontext

Die ACT geht davon aus, dass menschliches Leiden auf Erlebensvermeidung zurückgeht (► Kap. 5.1). Diese Erlebensvermeidung entsteht einerseits durch eine Verstrickung mit Gedanken, Gefühlen und Erinnerungen, und andererseits durch eine übermäßige Identifikation mit dem konzeptualisierten Selbst (oder Selbst-als-Konzept), was wiederum den flexiblen und offenen Kontakt mit der Gegenwart erschwert (Hayes et al. 1996). Dies ist beispielsweise der Fall, wenn Patient:innen ein bestimmtes Selbstbild haben, auf welches sie eingeengt und mit welchem sie regelrecht verschmolzen sind. Die ACT arbeitet mit verschiedenen Ebenen, um ein Loslösen von solch wenig hilfreichen Selbstbildern zu erreichen (Wengenroth 2017).

Selbst-als-Kontext versus Selbst-als-Konzept

Eine Ebene in der ACT wird »Selbst-als-Konzept« genannt. Diese umfasst alle Bewertungen, Beschreibungen, Kategorisierungen etc., die Patient:innen auf sich beziehen – seien es einzelne Eigenschaften (z. B. »Ich bin dumm«, »Ich bin hässlich«, »Ich bin nicht liebenswert« etc.) oder mehrere Merkmale, die sich fast zu einer Vorstellung zusammenfügen (z. B. »Der Versager«, »Die Schwache« etc.). Manchmal können auch klinische Diagnosen zu einem Selbstbild werden an welchem die Patient:innen verhaften (z. B. »Der Traumatisierte«, »Die Zwanghafte« etc.). Sind Menschen mit einem bestimmten Selbstbild verschmolzen, werden Verhaltensweisen, die nicht mit diesem Selbstbild übereinstimmen, ausgeschlossen oder als unmöglich angesehen. Die Verschmelzung mit dem Selbst-als-Konzept kann somit potenziell problematisch sein, da sie wertorientiertes Verhalten erschweren kann (Wengenroth 2017).

Eine weitere Ebene in der ACT wird »Selbst-als-Kontext« genannt. Von dieser Ebene aus betrachten wir alles, was in unserem Leben geschieht – unser Selbst. Das Selbst wird also zum Kontext, in dem das geschieht, was wir erleben. Während der Inhalt (z. B. Gedanken und Gefühle) des Kontextes sich verändern mag, ist der Kontext an sich (das Selbst) jedoch beständig und unveränderlich. Die Ebene, von welcher aus wir alles betrachten, was sich in diesem Kontext (im Selbst) abspielt, wird zu einer Perspektive. Ist die Fähigkeit reduziert, dieses beständige und unveränderliche Selbst als den Kontext des eigenen Erlebens zu sehen, wird das, was erlebt wird, als Gefahr für das Selbst gesehen. Es wird daher gegen das Erlebte gekämpft. Wird jedoch die Fähigkeit geübt, das Selbst als den Kontext des eigenen Erlebens zu sehen, wird das Erlebte auch als weniger gefährlich erlebt. Denn wenn das Selbst lediglich den Kontext ausmacht, in dem das Erlebte geschieht, kann das Erlebte für diesen Kontext nicht gefährlich werden (Wengenroth 2017).

Fragen Sie Ihre Patient:innen, ob sie schon einmal ein Gewitter erlebt haben, das den Himmel beschädigt hat. Ist die Antwort so ähnlich wie »Nein, das habe ich noch nie erlebt. Der Himmel kann durch kein Gewitter beschädigt werden«, kann dies direkt als Analogie benutzt werden: Der Himmel ist lediglich der Kontext und Ort, in dem das Gewitter stattfindet. Das Gewitter kann den Himmel also nicht beschädigen. Genauso ist das Selbst lediglich der Kontext und Ort, an dem das Erlebte (Gedanken, Gefühle etc.) stattfindet. Somit kann nichts Erlebtes das Selbst beschädigen. Wird das Selbst eher als Konzept gesehen (und nicht als Kontext), dann wird das, was erlebt wird, als Gefahr für das Selbst gesehen und ein innerer Kampf beginnt, um das Selbst-als-Konzept zu schützen. Wenn die Patient:innen ihr Selbst eher als Kontext und weniger als Konzept wahrnehmen können, taucht oft die Frage auf, ob dieser Kampf wirklich nötig ist und ob das Selbst tatsächlich bedroht wird. Der nachfolgende Kasten enthält beispielhaft einige Übungen und Techniken zum Selbst-als-Kontext und soll Ihnen auf einen Blick das Wichtigste zusammengefasst darstellen. Für Beispielfragen siehe ▶ Kap. 4.2.5.

Selbst-als-Kontext auf einen Blick: Beispiele für Übungen und Metaphern

Ziel:
Sich von der Ebene »Selbst-als-Konzept« (und den damit assoziierten Selbstbildern und Überzeugungen) vermehrt zu lösen und Inhalte des Erlebens stärker von der Ebene »Selbst-als-Kontext« aus zu betrachten. Das Erlebte (z. B. Gedanken und Gefühle) wird somit als weniger bedrohlich für das Selbst wahrgenommen. Vielmehr können Patient:innen sich aktiv dafür entscheiden, die Perspektive des Beobachters einzunehmen – und somit zu beobachten und kommen und gehen zu lassen, was sich auf der Bühne ihres Selbst abspielt.

Häufige Missverständnisse:

- Dieses Konzept wird meist verständlicher, wenn es erlebt wird, statt wenn man es erklärt bekommt.
- Therapeut:innen sollten darauf achten, dass sie sich nicht gemeinsam mit den Patient:innen in Erklärungen und philosophischen Diskussionen verstricken. Oft ist es sogar hilfreicher, die Patient:innen dazu einzuladen, einfach mal in eine Übung reinzuspringen.

Übungen/Metaphern:

Schachbrett-Metapher:

Hierfür nehmen Sie idealerweise ein richtiges Schachbrett inkl. Figuren und stellen dieses auf dem Tisch während der Sitzung auf – mit den dunklen Figuren auf der einen Seite und den hellen auf der anderen. Die eine Seite stellt Gedanken oder Gefühle dar, die andere Reaktionen auf diese. Bewegen Sie nun gemeinsam mit den Patient:innen die Figuren entsprechend (Beispielsweise: Der Gedanke »Ich bin fett« bewegt eine helle Figur. Die Reaktion darauf – das Gegessene zu erbrechen – bewegt daraufhin eine dunkle Figur). Machen Sie dies mit einigen Gedanken oder Gefühlen. Fragen Sie die Patient:innen, ob eine Seite gewinnen kann, wann das der Fall wäre und ob sich dieser Kampf lohnt. Fragen Sie weiter, wo die Patient:innen sich selbst verorten würden. Wenn die Patient:innen selbst nicht auf die Antwort kommen, stellen Sie in den Raum, dass sie das Schachbrett sein könnten, auf dem die Figuren sich bewegen. Das Schachbrett (das Selbst), das mit allen Figuren (Gedanken und Gefühlen) stets im Kontakt ist, verändert sich selbst nicht, egal wie die Figuren sich bewegen. Dem Schachbrett kann auch nichts geschehen bzw. die Figuren können dem Schachbrett selbst nicht gefährlich werden – es ist lediglich der Ort, an dem sich alles abspielt.

In ähnlicher Form sind weitere Metaphern aufgebaut, z. B. die Theaterbühne und die Schauspieler oder der Himmel und das Wetter.

Merke

Die psychische Flexibilität wird mit Hilfe von sechs Kernprozessen gefördert: Hier und Jetzt, Akzeptanz, Defusion, Werte, engagiertes Handeln und Selbst-als-Kontext. Die Kreative Hoffnungslosigkeit gehört nicht zu diesen, sie ist jedoch entscheidend für das Erlernen einer neuer Art und Weise der Kontaktaufnahme zu eigenen Erfahrungen.

5.12 Die ACT-Matrix

Die ACT-Matrix ist ein Vier-Felder-Schema, welches als Hilfsmittel in der ACT verwendet wird. Es soll dabei helfen, zwischen Vermeidung und Annäherung einerseits, sowie direkter Wahrnehmung und mentaler Verarbeitung andererseits zu unterscheiden (Polk und Schoendorff 2014; Wengenroth 2017). Sich bewusst zu werden, in welchem Feld der Matrix man sich gerade befindet, kann hilfreich dabei sein, herauszuarbeiten, welche wertorientierten Handlungen sich in jenem Moment ableiten lassen. Hierfür bietet es sich an, im Vorfeld einige Werte der Patient:innen herausgearbeitet zu haben, dies kann jedoch, nach Möglichkeit, auch während dem Ausfüllen der Matrix getan werden. Ein Ziel in der Arbeit mit der Matrix besteht darin, mit Patient:innen Zusammenhänge zu entdecken und zu verdeutlichen, die ihnen vorher möglicherweise nicht bewusst waren. Ein weiteres besteht darin, die Patient:innen dazu zu animieren, mehr Handlungen im Sinne ihrer Werte auszurichten.

Die oberen beiden Felder der Matrix stehen für die Außenwelt, während die unteren beiden für die Innenwelt stehen. Entsprechend wird die vertikale Achse am oberen Ende mit »aussen« angeschrieben und am unteren Rand mit »innen«. »Aussen« umfasst alles, das auch mit einer Kamera aufgenommen werden könnte (z. B. wie jemand handelt), während »innen« alles umfasst, was sozusagen »unter der Haut« der Patient:innen geschieht (z. B. Gedanken, Gefühle, Körperempfindungen, Erinnerungen etc.). Die linke Seite der Matrix steht für aversive Kontrolle, d. h. für Verhalten, das von einer Sache »weg« bewegt, die man nicht möchte (z. B. Vermeidungsverhalten aufgrund von Gefühlen, die man nicht fühlen möchte, oder Gedanken, die unangenehm sind). Die rechte Seite steht für appetitive Kontrolle, d. h. für Verhalten, das zu einer Sache »hin« bewegt, die wichtig ist (z. B. Sport treiben, weil die Gesundheit wichtig ist) (Polk und Schoendorff 2014; Wengenroth 2017). In der Mitte, wo die Linien sich kreuzen, notieren Sie »Ich merke«, was den Stellenwert der Achtsamkeit betont. Denn nur, wenn wir die Unterschiede zwischen den verschiedenen Quadranten bemerken und wahrnehmen können, können wir einordnen, wo wir uns gerade befinden und in welche Richtung wir gehen möchten.

▶ Abb. 5.2 zeigt eine leere Matrix. Im weiteren Verlauf (▶ Kap. 6) findet sich eine ausgefüllte Matrix am Fallbeispiel von Frau U.

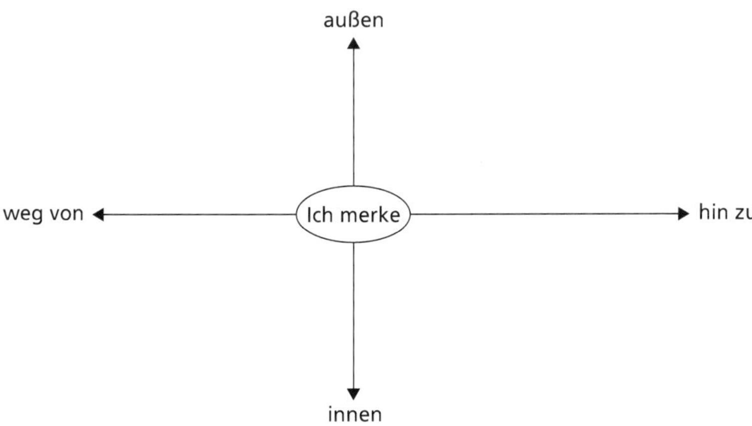

Abb. 5.2: Die ACT-Matrix ist in der ACT ein Hilfsmittel, welches vielseitig genutzt werden kann – z. B. für die Fallkonzeption

5.12.1 Erarbeiten der Matrix

Das Ausfüllen der vier Quadranten der Matrix erfolgt gemeinsam mit den Patient:innen. Stichwortartige Ausführungen oder »Bullet Points« genügen meist – wichtig ist, dass die Patient:innen verstehen, was mit jedem Punkt gemeint ist. Im Folgenden wird der Inhalt jedes Quadranten genauer beschrieben, sowie mögliche Fragen zur Exploration aufgeführt. Die Quadranten werden hier beispielhaft in einer bestimmten Reihenfolge ausgefüllt, eine andere Reihenfolge ist jedoch durchaus möglich. Lassen Sie die Patient:innen direkt eigene Erfahrungen machen und beschränken Sie Erklärungen und Ergänzungen auf ein Minimum. Lassen Sie Raum für allfällige Anpassungen im Verlauf der Therapie. Matrizen erheben keinen Anspruch auf Vollständigkeit (Wengenroth 2017) und sind somit keine komplette Auflistung, sondern eher eine Orientierungshilfe für Patient:innen, sich vermehrt im Sinne ihrer Werte zu verhalten.

Unten rechts: Werte. In diesem Quadranten soll aufgeführt werden, was den Patient:innen wichtig ist. Mögliche Fragen sind: »Was ist Ihnen wichtig? Wofür möchten Sie stehen? In welche Richtung möchten Sie sich bewegen?«

Unten links: Ungewollte oder als Barrieren fungierende Gefühle und Gedanken. Hier werden innere Erlebnisse der Patient:innen aufgeführt, die vermieden werden sollen bzw. von denen sie sich wegbewegen möchten. Mögliche Fragen sind: »Welche Gefühle oder Gedanken stehen Ihnen im Weg, wenn es darum geht, das zu tun, was Ihnen wichtig ist? Welche Barrieren machen es Ihnen schwer, ein Leben gemäß XY (hier einen Wert der Patient:innen einfügen) zu leben?«

Oben links: Handlungen unter aversiver Kontrolle. In diesem Quadranten wird aufgelistet, was Patient:innen tun, das von außen sichtbar ist, um den Dingen aus dem Quadrant unten links aus dem Weg zu gehen. Mögliche Fragen sind: »Wenn Sie jemand filmen würde, was würde ich sehen, das darauf hindeutet, dass Sie versuchen, das Gefühl/den Gedanken XY (nehmen Sie hier ein Beispiel aus dem bereits ausgefüllten Quadranten unten links) zu vermeiden? Wie versuchen Sie zu verhindern, dass das Gefühl/der Gedanke XY Ihnen in die Quere kommt?«

Oben rechts: Handlungen unter appetitiver Kontrolle. Hier kann aufgeführt werden, was die Patient:innen tun (können), um gemäß ihren Werten (Quadrant unten rechts) zu handeln. Mögliche Fragen sind: »Was können Sie tun, das im Dienst Ihres Wertes XY (hier einen Wert der Patient:innen einfügen) steht? Wie können Sie den Wert XY in Ihrem Alltag/ in dieser spezifischen Situation etc. umsetzen?«

5.12.2 Weiterarbeiten mit der Matrix

Wenn die Quadranten alle mit Inhalten gefüllt sind, können Sie gemeinsam mit den Patient:innen weitere Aspekte ergründen. Wie wirken sich beispielsweise die Inhalte vom Quadranten oben links (Handlungen unter aversiver Kontrolle) auf den unten links (ungewollte, oder als Barrieren fungierende Gefühle und Gedanken) aus? Funktionieren diese Handlungen bzw. gelingt es den Patient:innen beispielsweise, die Einsamkeit (ungewolltes Gefühl) durch den Konsum von Alkohol (Handlung unter aversiver Kontrolle) zu beseitigen? Oder kommt das ungewollte Gefühl, der unangenehme Gedanke zurück – vielleicht später und vielleicht sogar stärker? Zeichnen Sie Pfeile ein, welche die Inhalte beider Quadranten verbinden, um die Spirale sichtbar zu machen, in welcher sich die Patient:innen befinden. Weitere Zusammenhänge –zwischen dem Quadranten oben links (Handlungen unter aversiver Kontrolle) und beiden Quadranten auf der rechten Seite (Werte und Handlungen unter appetitiver Kontrolle) – können ebenfalls mit Fragen erarbeitet werden, mit dem Konzept der Funktionalität im Hinterkopf: »Helfen diese Handlungen Ihnen, gemäß Ihren Werten (Zusammenhang zum Quadranten unten rechts) zu leben? Wie gut lassen sich diese Handlungen mit jenen vereinen, die Ihnen ermöglichen, entsprechend Ihren Werten zu leben (Zusammenhang zum Quadranten oben rechts)? Wie sinnstiftend sind die Handlungen aus dem Quadranten oben links vor dem Hintergrund Ihrer Werte?« (Wengenroth 2017).

6 Klinisches Fallbeispiel

Im Folgenden wird die ACT-Behandlung von Frau U. ausführlich beschrieben. Soziodemografische und klinische Merkmale wurden zum Schutz der Patientin verändert, um eine Identifikation auszuschließen. Frau U. wurde im stationären Setting über einen Zeitraum von drei Monaten mit zwei Einzeltherapiesitzungen pro Woche behandelt. Die Therapie umfasste so insgesamt 24 Sitzungen. Frau U. trat mit der Diagnose einer rezidivierenden depressiven Störung (gegenwärtig schwere Episode ohne psychotische Symptome, F33.2) in den stationären Rahmen ein.

6.1 Fallkonzeption

Frau U. war zu Beginn der Therapie 49 Jahre alt und lebte allein. Sie habe bereits mehrere stationäre Aufenthalte in verschiedenen psychiatrischen Kliniken in zwei verschiedenen Ländern erlebt. Dass sie nun einen weiteren stationären Aufenthalt antrete, mache sie wütend und enttäuscht über sich selbst. Sie habe Pharmazie studiert, arbeite aktuell jedoch aufgrund ihrer wiederkehrenden depressiven Episoden in einem Restaurant als Serviceangestellte. Sie wolle ihre Stelle unter keinen Umständen verlieren. Sie habe sich außerdem in den letzten Monaten öfter als sonst gefragt, wie ihr Leben hätte aussehen können, wenn sie keine Depressionen hätte. Bereits in der Kindheit habe sie sich gewünscht, einmal eine Familie zu gründen mit einem Ehemann, Kindern, einem Haus und vielleicht einem Hund. Nun jedoch sei alles grau, hoffnungslos und ohne

Perspektive, wenn sie an die Zukunft denke. Oft denke sie: »Ab jetzt kann's nur noch bergab gehen«. Sie fühle sich wie eine komplette Versagerin. Da sie aus einer wohlhabenden Familie mit einem beruflich erfolgreichen Vater komme, werfe sie sich vor, die »guten Umstände«, in die sie hineingeboren wurde, nicht genutzt zu haben. Die günstige finanzielle Situation der Familie, die erfolgreiche Position des Vaters, die Unterstützung der Mutter, die Liebe ihrer jüngeren Schwester – all das sei an ihr verschwendet worden, da sie es ja doch zu nichts gebracht habe in ihrem Leben. Sie habe starke Schuldgefühle und ziehe sich daher speziell gegenüber ihrer Familie zurück.

6.2 Diagnostik

Frau U. berichtete eine bereits über mehrere Monate andauernde schlechte Stimmung und sozialen Rückzug, begleitet von Antriebs- und Energielosigkeit, Interessensverlust, Schlafstörungen, Gefühlen der Anspannung, Angst und Überforderung, sowie Suizidgedanken, wobei die Patientin sich von entsprechenden Handlungen und Plänen distanzierte. Die psychopharmakotherapeutische Behandlung und die Anpassung dieser im ambulanten Rahmen habe ihr nicht geholfen, weshalb ihr ambulanter Psychiater ihr einen erneuten stationären Aufenthalt empfahl. Suizidgedanken würden manchmal auftauchen, umsetzen könnte sie jedoch keinen dieser Gedanken. Frau U. konnte sich glaubhaft von suizidalen Handlungen distanzieren und nannte ihre Familie als den wichtigsten Faktor, um am Leben zu bleiben. Im *BDI-II* (Hautzinger et al. 2006) erreichte die Patientin einen Wert von 41, mit Maximalwerten vor allem in den Bereichen der Schuld-, Versagens- und Insuffizienzgefühle und des Interessens- und Antriebsverlustes. Hinweise auf psychotisches Erleben fanden sich keine. Aufgrund der vorliegenden Informationen aus dem BDI-II, in Kombination mit dem klinischen Bild der berichteten Symptomatik vor dem Hintergrund eigen- und aktenanamnestischer Informationen, wurde die Symptomatik primär im Sinne einer schweren depressiven Episode (ohne psychotische Symptome) bei angestammter rezidivierender depressiver Störung beurteilt.

Im Gespräch mit Frau U. gibt es Hinweise auf eine starke Fusion mit Gedanken wie: »Ab jetzt kann's nur noch bergab gehen.«, »Ich habe eine gute Ausgangslage im Leben verschwendet« Sie wiederholte diese Gedanken mehrfach im Eingangsgespräch und betrachtete sie als unumstößliche Wahrheiten, stets begleitet von der Hoffnungs- und Perspektivlosigkeit, welche sie in Bezug auf ihre Zukunft spürte. Dies könnte eine Folge dessen gewesen sein, dass die Patientin ihre Gedanken als die einzig mögliche Wahrheit sah. Sie schweifte im Allgemeinen oft in die Vergangenheit oder Zukunft ab. Frau U. berichtete ferner, in solchen Situationen von einer Verzweiflung ergriffen zu werden, welche mit ihrem Handeln in der Vergangenheit und/oder der Erwartung einer negativen Zukunft zusammenhänge. Die Patientin bekundete zudem Schwierigkeiten in Bezug auf das Loslassen ihrer Vergangenheit, aber auch in Bezug auf die Ungewissheit der Zukunft.

Die Fusion mit den oben genannten Gedanken, sowie das gedankliche und emotionale Versinken in der Vergangenheit oder der Zukunft, deuteten darauf hin, dass bei Frau U. die Förderung der Defusion, Achtsamkeit und Akzeptanz einen hohen Stellenwert hat. Einen Hinweis auf einen möglichen Wert gab sie ebenfalls bereits preis: der Wunsch nach einer Familie. Das Gefühl des Schmerzes in Verbindung mit der Überzeugung, ihre günstige Ausgangslage im Leben verschwendet zu haben, könnte ebenfalls Hinweise auf weitere mögliche Werte beinhalten. Hierbei musste im Verlauf jedoch geklärt werden, ob es sich tatsächlich um potenziell verletzte Werte der Patientin handelte (z. B. Dankbarkeit, Wertschätzung) oder ob die Erfüllung einer Erwartung ihres sozialen Umfeldes im Vordergrund stand. Diese Unterscheidung war für den weiteren Verlauf der Behandlung wichtig, da die Erarbeitung wertorientierter und engagierter Verhaltensweisen und Handlungen darauf aufbauen würde. Zudem schien Frau U. eingeengt auf das Selbstbild einer »schlechten« Tochter, die »alles vermasselt hat, was sie hätte vermasseln können«, was auf die Wichtigkeit des Selbst-als-Kontext hindeutete.

6.3 Ziele und Kreative Hoffnungslosigkeit

Darauf angesprochen, welche Ziele ihr für die aktuelle Behandlung wichtig seien, antwortete Frau U., sie wolle die Depression »wegkriegen«. Die Gedanken und Gefühle seien manchmal unerträglich und sie sei hier, damit sie endlich herausfinde, wie sie die Gedanken und Gefühle, die ihr so zu schaffen machten, nicht mehr haben müsse. Im Folgenden wird am Beispiel der ursprünglichen Zielsetzung der Patientin die Wichtigkeit der kreativen Hoffnungslosigkeit hervorgehoben (in Anlehnung an Westrup und Wright 2017).

6.3.1 Beispielsituation: Kreative Hoffnungslosigkeit

P:[1] Wissen Sie, ich bin hier, weil ich endlich ein für alle Mal herausfinden möchte, was ich mit diesen unerträglichen Gedanken und Gefühlen tun soll. Ich will endlich, dass es mir besser geht. Es muss doch möglich sein, nicht immer so negativ zu denken und alles in einem so schlechten Licht zu sehen!

T: Hmm, mich würde sehr interessieren, was Sie bisher getan haben, damit es Ihnen besser geht. Was meinen Sie, am besten listen wir diese Dinge in einer Tabelle auf (geht zum Flipchart). Okay, hier in der linken Spalte notieren wir, was aktuell problematisch ist. Gründe, wieso Sie hier in dieser Behandlung sind, sozusagen. In der rechten Spalte notieren wir, wie Sie damit umgegangen sind.

P: Okay … Also, ich bin einfach schon wieder in einer Depression. Ich bin eine totale Versagerin.

T: Schreiben wir hier links mal auf »Ich bin eine Versagerin« und »Depression« (schreibt). Okay, was kommt Ihnen hier noch in den Sinn?

P: Ich bin absolut enttäuscht von mir und … (mit Tränen in den Augen) und ich schäme mich, dass ich schon wieder in der Klinik bin.

1 P = Patientin, Frau U. T = Therapeutin, JV.

T: (schreibt »Enttäuschung«, »Scham«, »Ich bin schon wieder in der Klinik« in der linken Spalte auf und wendet sich danach der Patientin zu) Danke, Frau U., für Ihre Offenheit. Es war nun bestimmt nicht einfach, diese Dinge hier (zeigt auf die linke Spalte der Tabelle) nun so zu nennen. (nach einer kurzen Pause) Wollen wir zur rechten Spalte übergehen? (Patientin nickt). Okay, was haben Sie beispielsweise getan, wenn der Gedanke »Ich bin eine Versagerin« auftauchte?

P: (denkt kurz nach) Ich bin zurück ins Bett, oder hab mich vor den Fernseher gesetzt.

T: (schreibt »Bett« und »TV« in die rechte Spalte) Okay. Wie ist es bei den anderen Dingen, der Scham, Enttäuschung und Depression?

P: Ich ziehe mich einfach zurück. Antworte nicht mehr auf Nachrichten, rufe meine Freunde und Familie nicht mehr zurück.

T: (schreibt »Nachrichten nicht beantworten«, »Nicht zurückrufen« in die rechte Spalte)

[Weitere Schwierigkeiten und Lösungsversuche können in diesem Stil gemeinsam mit den Patient:innen exploriert werden. Dazu gehören beispielsweise auch Dinge wie: essen, den Wohnort wechseln, Medikation einnehmen, einen neuen Behandler aufsuchen etc. Die Tabelle muss jedoch keinen Anspruch auf Vollständigkeit haben.]

T: Okay, Frau U., wir haben nun auf der linken Seite einige Dinge aufgeschrieben, die in Ihrem Leben zurzeit schwierig sind, während wir auf der rechten Seite notiert haben, was Sie bereits versucht haben, um diese Dinge loszuwerden (Patientin nickt). Man kann wirklich nicht sagen, dass Sie es nicht auf verschiedene Arten versucht haben (Patientin nickt). Was würden Sie sagen: Haben die Dinge in der rechten Spalte ihnen geholfen?

P: (nach einer kurzen Pause) Die Dinge rechts, die ich gemacht habe? (Therapeutin nickt) Naja, kurzfristig ja. Ich meine, wenn ich mich wieder schlafen lege, habe ich eine kurze Pause von all diesen Gefühlen und Gedanken.

T: Genau, kurzfristig scheint es hilfreich. Wie ist es mittel- und langfristig?

P: (blickt zu Boden) Naja … Wirklich geholfen hat wohl nichts davon. Ansonsten wäre ich nicht wieder hier, nehme ich an.

T: (nickt) Das heißt, offenbar funktionieren diese Strategien kurzfristig vielleicht ein bisschen, mittel- oder längerfristig jedoch nicht (Patientin nickt). All die Arten und Weisen (zeigt auf die rechte Spalte), wie Sie versucht haben, das hier (zeigt auf die linke Spalte) wegzubekommen – es funktioniert nicht. Und ich stelle nun einfach mal in den Raum, dass diese Methoden für Sie nicht funktionieren, jedoch für andere Menschen auch nicht, auch für mich nicht, für vermutlich niemanden.

P: (Patientin blickt verwundert, zögerlich) Ich verstehe nicht, worauf Sie hinauswollen.

T: Ich will auf Folgendes hinaus: Was ist, wenn all die Versuche, das hier wegzukriegen (zeigt auf die linke Spalte), das Problem sind? Wenn der Versuch, die Dinge links zu kontrollieren, vielleicht sogar noch weitere Schwierigkeiten zur Folge hat?

An dieser Stelle können Therapeut:innen mit Hilfe der gemeinsam erstellten Tabelle mit den Patient:innen erarbeiten, welche Folgen die Kontrollmechanismen (rechte Spalte) hatten. Ein Beispiel bei Frau U. war der Versuch, die Scham loszuwerden: Hierfür zog sie sich sozial immer mehr zurück – in der Annahme, sich weniger schämen zu müssen, wenn sie weniger oft mit anderen Menschen in Kontakt sei. Dies hatte jedoch zur Folge, dass sie sich immer mehr von ihrem sozialen Umfeld distanzierte. Ging es ihr schlecht, hatte sie das Gefühl, sich nicht bei Freunden und Familie melden zu dürfen, da sie es ja sonst auch nicht tat. Somit fühlte sie sich zunehmend einsam. Ihrem Schamgefühl half dieser Rückzug ebenfalls nicht.

Therapeut:innen können hier ebenfalls verschiedene Übungen einleiten. Das Ziel ist hierbei nicht, Patient:innen in eine Verzweiflung ob ihrer Situation zu stürzen, sondern mit dem Leid und der Erfolglosigkeit der bisherigen Lösungsversuche in Kontakt zu kommen, emotional und in dem Moment. Dies kann sich wie ein Kondensieren des Leids anfühlen. Das bisherige Bemühen im Zusammenhang mit diesem Leid soll hierbei gewürdigt werden, nicht zuletzt, um den Weg freizumachen für alternative Herangehensweisen. Einige Möglichkeiten sind in ▶ Kap. 5.4 ersichtlich.

6.4 Behandlungsverlauf: Beispielsituationen für jeden ACT-Prozess

Im Folgenden wird für jeden ACT-Prozess beispielhaft eine Situation beschrieben, in der das Üben einer entsprechenden Fähigkeit wichtig war. Solche Situationen können im klinischen Alltag in einer beliebigen Reihenfolge geschehen, d. h. die Diskussion eines bestimmten Prozesses muss einer anderen nicht vorausgehen, sondern kann dann erfolgen, wenn es als hilfreich und als der Situation angemessen befunden wird.

6.4.1 Beispielsituation: Hier und Jetzt

P: Wenn ich nur schon daran denke, dass ich meinen Job verlieren könnte – da dreht sich gleich alles! Wie bezahle ich die Rechnungen, wie besuche ich meine Familie, und wenn ich in eine günstigere Wohnung umziehen müsste – wie schaffe ich den Umzug …

T: Frau U. – ich unterbreche Sie hier an dieser Stelle. Ich glaube, das ist gerade ein wichtiger Moment.

P: (sichtlich angespannt) Ja?

T: Ich verstehe Ihre Sorge, was die Zukunft angeht – all die Gedanken, die bedrohlich wirken. Der Grund, wieso ich denke, dass dies ein wichtiger Moment ist, weil wir uns hier direkt fragen können: »Wo sind Sie gerade?«

P: Was meinen Sie, »Wo sind Sie gerade?«, ich sitze doch hier!

T: Ich meine: Wo waren Sie eben gedanklich?

P: Na, bei all den schlimmen Dingen, die in der Zukunft passieren könnten und all den Sachen die ich dann noch –

T: (die Patientin freundlich und respektvoll unterbrechend) Genau. Sie waren bei all diesen Dingen, in der Zukunft. Und: alles, was wir Menschen haben, ist das Hier und Jetzt, auch mit diesen nachvollziehbaren Sorgen. Zwar denken Sie an diese Dinge im Hier und Jetzt, gedanklich sind Sie jedoch an einem anderen Ort als dem Hier und Jetzt.

P: (nachdenklich) Also, in der Zukunft, meinen Sie?

T: Richtig. Eigentlich sind wir aber nicht hier, um Therapie in der Zukunft zu machen. Ich lade Sie ein, zurückzukommen, in diesen Raum. Ins Hier und Jetzt.
P: (schüttelt den Kopf) Aber ich bin doch hier.
T: Mit ihrem Körper – ja. Wo sind Sie gedanklich gerade?
P: Ehrlich gesagt … bei dem, was ein Mitpatient von einem früheren Umzug erzählt hat heute beim Mittagessen, wobei –
T: Und das ist also wo?
P: (nach kurzem Nachdenken) Eigentlich … in der Vergangenheit. Heute Mittag.
T: Richtig. Wollen Sie zurückkommen? In die Gegenwart? Auch mit Ihren Gedanken und Ihrer Aufmerksamkeit? Ich bin hier. Und bin bereit, mit Ihnen zu arbeiten. Dafür müssen Sie aber auch hier sein.
P: (setzt sich aufrechter hin) Okay. Ich versuch's.
T: Das freut mich. Das ist nämlich gar nicht so leicht (Patientin nickt). Das heißt, was soeben passiert ist, wird immer wieder mal passieren, das ist absolut normal. Wir werden immer wieder mal in die Zukunft oder Vergangenheit abschweifen. Wenn Sie damit einverstanden sind, werde ich Sie in solchen Situationen direkt unterbrechen, wie gerade eben. Wir versuchen dann, ins Hier und Jetzt zurückzukehren. Das ist nämlich das Wichtige: dass wir zurückkehren. Egal, wie oft wir abschweifen. Und machen wir uns keine Illusionen: Auch ich kann mal abschweifen. Sollte das Ihnen auffallen, dann sprechen Sie mich gern direkt darauf an. Wir sind alle nur Menschen hier.
P: (lacht) Okay, ich werde es versuchen.

An dieser Stelle können Therapeut:innen verschiedene Übungen einleiten. Einige Möglichkeiten sind in ▶ Kap. 5.6 ersichtlich.

6.4.2 Beispielsituation: Akzeptanz

P: Ich bin so enttäuscht von mir selbst, dass ich jetzt schon wieder in der Klinik bin. Ich hatte mir damals geschworen, dass ich es nie wieder so weit würde kommen lassen.

T: (nach einer kurzen Pause) Man hört Ihnen die Enttäuschung in Ihrer Stimme an. Wie fühlt es sich an, wenn Sie mir von dieser Enttäuschung erzählen?

P: Es tut weh. Ich war ein so abenteuerlustiger, neugieriger Mensch. Ich liebte es, zu reisen! (mit leiser Stimme) Aber das schaffe ich nicht mehr. Eigentlich schaffe ich offensichtlich gar nichts mehr, sonst wäre ich nicht schon wieder hier. (mit Tränen in den Augen) Ich bin eine absolute Versagerin.

T: Das ist ein drastisches Urteil, das Ihr Verstand über Sie fällt.

P: Ja, und ich will das nicht … Weder diesen Schmerz noch diese Enttäuschung und schon gar nicht dieses Bedauern. Am liebsten will ich alles hinter mir lassen, alles wegsperren in eine Schublade, die sich nie mehr öffnet.

T: Das finde ich verständlich und nachvollziehbar, dass Sie diese Gefühle nicht haben möchten. Und doch scheint es bisher nicht geholfen zu haben, sie wegzusperren.

P: (senkt den Blick auf den Boden) Nein … das hat es nicht.

T: (Macht eine kurze Pause und lässt das Gesagte kurz einsinken) Was halten Sie von folgendem Vorschlag: Wenn Sie einverstanden sind, probieren wir heute zusammen etwas anderes aus, als diese Gefühle wegzusperren. Wir versuchen, diesen Gefühlen Raum zu geben.

P: (saugt die Luft scharf ein) Was meinen Sie mit »Raum geben«?

T: Ihr Verstand ist nun im ersten Moment wahrscheinlich sehr dagegen. Lassen wir ihn für jetzt mal einfach vor sich hinreden. Wenn ich Sie in unseren vergangenen Sitzungen richtig verstanden habe, haben Sie schon einiges versucht, um diese Gefühle wegzusperren: Sie haben sich von Freunden und Familie zurückgezogen, Hilfe verweigert, Jobangebote abgesagt etc. Sie kennen die Liste besser als ich. All das hat nicht geholfen. Den Gefühlen Raum zu geben – das haben Sie bisher nicht versucht.

P: (zögernd) Nein, das habe ich nicht.

T: Okay. Wären Sie damit einverstanden, es hier zu versuchen?

P: Ja. Doch. Eigentlich möchte ich es versuchen. Ich bin einverstanden.

An dieser Stelle können Therapeut:innen verschiedene Übungen einleiten. Einige Möglichkeiten sind in ▶ Kap. 5.7 ersichtlich.

6.4.3 Beispielsituation: Defusion

P: Wissen Sie, ich frage mich immer wieder, ob es mir heute besser gehen würde, wenn ich eine andere Ausbildung gewählt hätte. Pharmazie! Nun arbeite ich nicht einmal in dem Beruf. Und so schlecht wie es mir immer geht, werde ich das auch nie.

T: Ich sehe, Ihr Verstand ist heute ziemlich hart zu Ihnen. Können Sie seine Aussagen für mich ein wenig auseinandernehmen? Welche konkreten Gedanken gibt er Ihnen heute?

[Beachten Sie, dass Defusion hier bereits dadurch angestoßen wird, dass die Aussagen der Patientin klar als Gedanken gekennzeichnet werden. Ferner wird durch die simple Wortwahl eine Distanz zwischen der Patientin und ihren Gedanken kreiert, z. B. »Ihr Verstand ist heute hart zu Ihnen« oder »Welche Gedanken gibt Ihr Verstand Ihnen?«]

P: (nach kurzer Überlegung) Gedanken wie z. B. »Ab jetzt wird alles nur schlimmer mit mir«, »Was ist, wenn ich meinen Job verliere?«, »Ich kann das nicht«.

T: Okay. Wären Sie einverstanden, gleich mit diesen Gedanken zu arbeiten?

P: Okay.

Haben die Patient:innen konkrete Gedanken identifiziert, können hier verschiedene Übungen eingeleitet werden. Einige Möglichkeiten sind in ▶ Kap. 5.8 ersichtlich. Denkbar ist ebenfalls, in einem ersten Schritt lediglich das Erkennen und Markieren von Gedanken zu üben und wiederholt zu betonen, dass XY ein Gedanke war oder dass der Verstand den Patient:innen den Gedanken XY gegeben hat. Dies zu erkennen ist bereits ein erster wichtiger Schritt.

6.4.4 Beispielsituation: Werte

T: Sie haben erwähnt, dass ein bestimmter Gedanke Ihnen speziell zu schaffen macht: Nämlich, dass Sie eine gute Ausgangslage im Leben verschwendet hätten. Können Sie mir das genauer erläutern?

P: (schaut zu Boden) Ich hätte ein anderes Leben leben können. Ich konnte mich auch immer auf meine Familie verlassen. Sie haben mir immer so viel gegeben. Und ich habe nichts davon sinnvoll genutzt. Meine Familie wollte immer, dass ich mal meine eigene Apotheke habe. Alle hätten glücklich sein können. Ich schäme mich so sehr gegenüber meinen Eltern und meiner Schwester.

T: Was Sie gerade ansprechen, Frau U., ist ein wichtiger Punkt, den ich noch nicht ganz verstanden habe. Vielleicht können Sie mir hier helfen. Apothekerin zu werden war also wichtig. Was daran war für Sie wichtig?

P: (nach einer Pause) Naja, es ist ein guter Beruf, oder? »Die wird es immer brauchen« wurde mir als Kind gesagt, ein sicherer Job also. Meine Mutter wollte in ihrer Jugend auch Apothekerin werden, ihre Eltern konnten jedoch das Studium nicht finanzieren.

T: Okay. Stellen wir uns Folgendes vor: Was wäre, wenn niemals irgendjemand auf der Welt davon erfahren würde – dass Sie Apothekerin sind? Auch wenn es nach einer seltsamen Vorstellung klingt, dass es niemand erfahren würde – gern lade ich Sie dennoch dazu ein, es einfach zu versuchen. Stellen Sie sich vor, es wäre so. Wie wichtig wäre es Ihnen nun, Apothekerin zu sein?

P: (nach kurzem Nachdenken) Irgendwie ... weniger wichtig. Die Vorstellung hat etwas ... befreiendes. Ich müsste keine Apothekerin sein, aber ich könnte, wenn ich wollte, richtig?

T: Richtig – wenn Sie dies wollten. Es würde jedoch niemand erfahren.

P: (zögernd) Auch meine Eltern nicht? Irgendwie fühlt sich das ... unsicher an. Was diese Wahl angeht, meine ich.

T: Okay. Meinen Sie, die Wahl eines anderen Berufes wäre denkbar?

P: (zögernd) Ich glaube schon. Wenn nicht Apothekerin, dann ... (mit aufgehellter Miene) dann vielleicht so etwas wie eine Tänzerin (lacht nervös, dann mit ernsterer Miene). Das klingt jetzt albern, sowas von einer Apothekerin zu hören.

T: (lächelnd) Oh, hallo Verstand. Da ist er wieder. Er gibt Ihnen gerade den Gedanken, dass das albern klingt, was Sie da sagen.

Um eigene Werte und Wünsche und solche des sozialen Umfeldes zu unterscheiden, kann die Frage »Wenn niemand davon erfahren würde –

wäre XY noch immer wichtig?« hilfreich sein. Herauszufinden, dass ein Wert oder Wunsch möglicherweise nicht Ihr eigener ist, kann einerseits befreiend, andererseits jedoch verstörend sein. Die Frage »Aber wer bin ich dann?« mit einem allgemeinen Fragezeichen in Bezug auf die eigene Identität ist eine mögliche Konsequenz. Dennoch ist es wichtig, dies aufzudecken, denn dann ist es möglich, wertorientiert zu handeln. Beachten Sie auch das Auftreten von Gefühlen in Gesprächen im Allgemeinen. Diese können für die Wertearbeit potenziell wichtige Signale enthalten (Wengenroth 2017). Ferner gilt es zu beachten, dass es in der Wertearbeit nach ACT nicht lediglich um die Exploration von Werten geht, sondern auch um das Erkennen von Markern, die eine Verbindung zu persönlichen Wichtigkeiten im Dialog anzeigen. Dies ermöglicht eine lebendige Arbeit am Prozess. Einige Möglichkeiten für verschiedene Übungen sind in ▶ Kap. 5.9 ersichtlich.

6.4.5 Beispielsituation: engagiertes Handeln

In der folgenden Beispielsituation gehen wir der Einfachheit halber davon aus, dass bereits einige Werte im Vorfeld identifiziert wurden. Es ist jedoch ebenso möglich, zunächst über Verhaltensweisen und Handlungen zu sprechen, die für die Patient:innen wichtig sind, um dann aufgrund dieser Näheres über die Werte zu erfahren. Weitere Möglichkeiten, um engagiertes Handeln zu fördern, sind in ▶ Kap. 5.10 ersichtlich.

T: Frau U., Sie sagten, Kreativität, Gesundheit und soziale Beziehungen sind für Sie wichtig. Manchmal scheinen diese Dinge aber im Alltag wenig Platz zu haben, gerade wenn schwierige Gedanken und Gefühle auftauchen. Wie erleben Sie das?

P: Eigentlich genau so. Wegen der Antriebslosigkeit und der ständigen Überforderung habe ich mich sehr zurückgezogen. Ich hatte keine Energie, um meine Wohnung zu verlassen, und sowieso wäre es zu viel gewesen, mich mit anderen zu treffen. Ich konnte mich auch nicht zum Sport motivieren. Gleichzeitig bin ich auf meine alte Gewohnheit zurückgefallen und habe jeden Abend vor dem Fernseher eine Packung Kartoffelchips gegessen. Da hat meine Gesundheit bestimmt ebenfalls darunter gelitten.

T: (nickt) Die Dinge, die ihnen wichtig sind, traten also in den Hintergrund. Wie können wir diesen Dingen, die Ihnen wichtig sind, wieder mehr Platz in Ihrem Leben geben? Wo kann ich Sie hierbei unterstützen?

P: (sieht nach kurzem Nachdenken zu Boden) So wie es mir gerade geht … keine Ahnung.

T: (nach einer kurzen Pause) Was halten Sie von folgendem Vorschlag: Wir sammeln Ideen, wie die Ihnen wichtigen Dinge wieder mehr Platz in Ihrem Leben finden könnten. Dann brechen wir jede Idee in einzelne Schritte herunter und schauen gemeinsam Stück für Stück, wo mögliche Barrieren oder Stolpersteine liegen könnten. Diese Barrieren gehen wir dann eine nach der anderen an. Was meinen Sie?

P: (nickt zögerlich) Okay.

T: Ich merke, Sie sind zögerlich. Liegt hier vielleicht die erste Barriere?

P: (zögerlich) Naja … wenn ich daran denke, beispielsweise meine Schwester anzurufen – da kommt mir gleich der Gedanke, dass ich nicht weiß, was ich zu ihr sagen soll.

T: Sehr gut.

P: (blickt verwundert auf) Was?

T: Dass Sie diesen Gedanken als solchen kennzeichnen. Sie sagten »mir kommt gleich der Gedanke, dass …« und was auch immer nun folgt ist genau das – ein Gedanke.

P: (überrascht) Das stimmt. (nach einer kurzen Pause) Und was mache ich jetzt damit?

T: Zunächst mal lassen Sie einsinken, was Sie soeben bemerkt haben: Das ist ein Gedanke. Nicht mehr und nicht weniger.

[Sollten an dieser Stelle Barrieren in Form von Gedanken oder Gefühlen auftauchen, kann es hilfreich sein, auf die anderen Fähigkeiten – z.B. Achtsamkeit, Akzeptanz oder Defusion – zu kommen, oder auf diese zurückzukommen, falls sie bereits besprochen wurden. In diesem Beispiel ließe sich gut eine Defusionsübung einbauen oder – falls die Fähigkeit der Defusion noch nicht besprochen wurde – bietet sich dies hier an.]

T: Okay. Sie sagten, diese Barriere oder diesen Gedanken mit Distanz zu betrachten, gibt ihnen mehr Spielraum in Bezug auf den Kontakt mit Ihrer Schwester. Wie könnte also ein damit verbundenes konkretes Ziel aussehen?

P: (nach kurzem Nachdenken) Ich könnte meine Schwester anrufen.

T: Wunderbar. Was brauchen Sie, um sie anzurufen?

P: Eigentlich nicht viel. Mein Handy und ein bisschen Zeit. Ich könnte das gleich heute Abend tun.

T: Okay. Was würde Ihnen dabei helfen, Ihre Schwester auch wirklich anzurufen? Manchmal vergisst man sowas, es ist sonst viel los am Abend, man mag dann doch nicht, vielleicht läuft dann gerade dieser Film, den Sie schon lange schauen wollten, …

P: Sie haben Recht. Ich werde mir eine Erinnerung auf dem Handy stellen. Und zusätzlich einen Wecker. Damit ich nicht sagen kann, dass ich die Erinnerung übersehen habe.

T: Das klingt gut. Würden Sie mir in unserer nächsten Sitzung erzählen, wie es lief? Das würde mich sehr interessieren.

P: Ja, gerne. Ich bin jetzt schon nervös.

T: (lächelt) Und das zeigt lediglich, dass es ihnen wichtig ist. [die Benutzung des Wortes »und« in diesem und in ähnlichen Kontexten als zusätzliche Förderung von Akzeptanz]

P: (lacht) Richtig!

6.4.6 Beispielsituation: Selbst-als-Kontext

P: Manchmal denke ich, ich bin die schlimmste Tochter auf der Welt. Ich schäme mich so sehr, dass ich so undankbar war (weint). Manchmal denke ich, die Scham wird mich verschlucken. Dass ich nie mehr aus ihr rauskomme. Dann gehe ich einfach ins Bett und weine mich in den Schlaf.

T: Ich höre heraus, dass die Scham für Sie sehr bedrohlich wirken muss, in diesem Moment. Manchmal kann es sich anfühlen, als ob Gefühle uns überwältigen werden.

P: Ja, sie ist bedrohlich. Ich flüchte mich eigentlich in mein Bett – flüchte vor der Scham.

T: (nickt) Und doch kann die Scham nie größer sein als Sie.

P: (nach einer Pause, zögernd) Ich verstehe nicht, was Sie meinen. Sie fühlt sich so überwältigend an.

T: (holt irgendein Buch aus dem Regal) Ich versuche es zu veranschaulichen: Sehen Sie sich beispielsweise dieses Buch an. Es hat viele verschiedene Seiten, einen Einband, einen Buchrücken etc., richtig?

P: Ja, es besteht aus verschiedenen Teilen.

T: (nickt) Wenn ich nun das Buch aufklappe und irgendeine Seite nehme (legt das Buch auf den Tisch, klappt es auf und hält irgendeine beliebige Buchseite zwischen Daumen und Zeigefinger senkrecht nach oben) … Was würden Sie sagen, was ist größer: diese eine Seite hier, oder das ganze Buch?

P: (blickt verwundert) Das Buch! Die Seite ist lediglich ein Teil des Buches. Das Buch muss also grösser sein.

T: Ganz genau. Und kann diese Seite jemals größer sein als das Buch? Oder kann sie dem Buch bedrohlich werden?

P: (leicht verwirrt) Nein, ich denke, nicht unter normalen Umständen. Es wird immer eine Seite vom ganzen Buch sein. Ich verstehe nicht ganz, was das mit mir zu tun hat.

T: (lächelt) Da mache ich Ihnen keine Vorwürfe. Sehen Sie, diese eine Buchseite ist lediglich ein Teil des gesamten Buches. Und genau so ist die Scham lediglich ein Teil von Ihnen als ganze Person. Die Scham kann nie größer werden als Sie, denn die Scham ist ein Gefühl, ein Inhalt Ihres Bewusstseins, den Sie wahrnehmen. Denn: egal ob wir von Gedanken, Gefühlen oder Erinnerungen sprechen, wenn sie auftauchen, gibt es jemanden, der wahrnimmt, dass diese Gedanken, Gefühle oder Erinnerungen aufgetaucht sind. Wer ist das?

P: (nach kurzem Nachdenken) Das bin ich. Ich nehme wahr, wenn irgendetwas auftaucht.

T: Genau. Das bedeutet, dieser Teil, der diese Inhalte (also Gedanken, Gefühle oder Erinnerungen) wahrnimmt, ist immer größer als die Inhalte.

P: (zögerlich) Das heißt … Ich kann nicht von meinen Gefühlen verschluckt werden?

T: (nickt) Ganz genau. Auch wenn Ihr Verstand Ihnen etwas anderes weismachen möchte. Sie umfassen die Inhalte Ihres Bewusstseins. Diese Inhalte können also nie grösser sein als Sie. Somit können Sie diese Inhalte von diesem Standpunkt aus auch betrachten. Sie können ihnen Raum geben, mit einer Distanz zwischen Ihnen und dem Inhalt, im Hier und Jetzt. Sie können diese Gedanken, Gefühle oder Erinnerungen haben – und das tun, was Ihnen wichtig ist.

Weitere Möglichkeiten zur Förderung des Selbst-als-Kontext sind in ▶ Kap. 5.11 ersichtlich.

6.5 Beispiel: ACT-Matrix

▶ Abb. 6.1 zeigt die ausgefüllte Matrix von Frau U – in diesem Fall wurde die Matrix gemeinsam mit der Patientin ausgefüllt, was gleichzeitig als Fallkonzeption und Zusammenfassung für Frau U. fungierte.

Einige Pfeile wurden hier beispielhaft eingezeichnet. Einerseits war bei dieser Patientin wichtig, den Zusammenhang zwischen den beiden linken Quadranten aufzuzeigen, andererseits verdeutlichte die Matrix für Frau U., wie stark ein bestimmter Gedanke (»Ich schaffe das nicht«) sie davon abhielt, etwas zu tun, was sie sich schon lange gewünscht hatte: Tanzstunden zu nehmen. Ferner zeigte sich, wie stark bestimmte Handlungen (sich weniger bei Familie und Freunden zu melden und den Sport wegzulassen) eigentlich entgegen ihren Werten standen. Dies überraschte Frau U., da sie diesen Zusammenhang bisher nicht gesehen hatte.

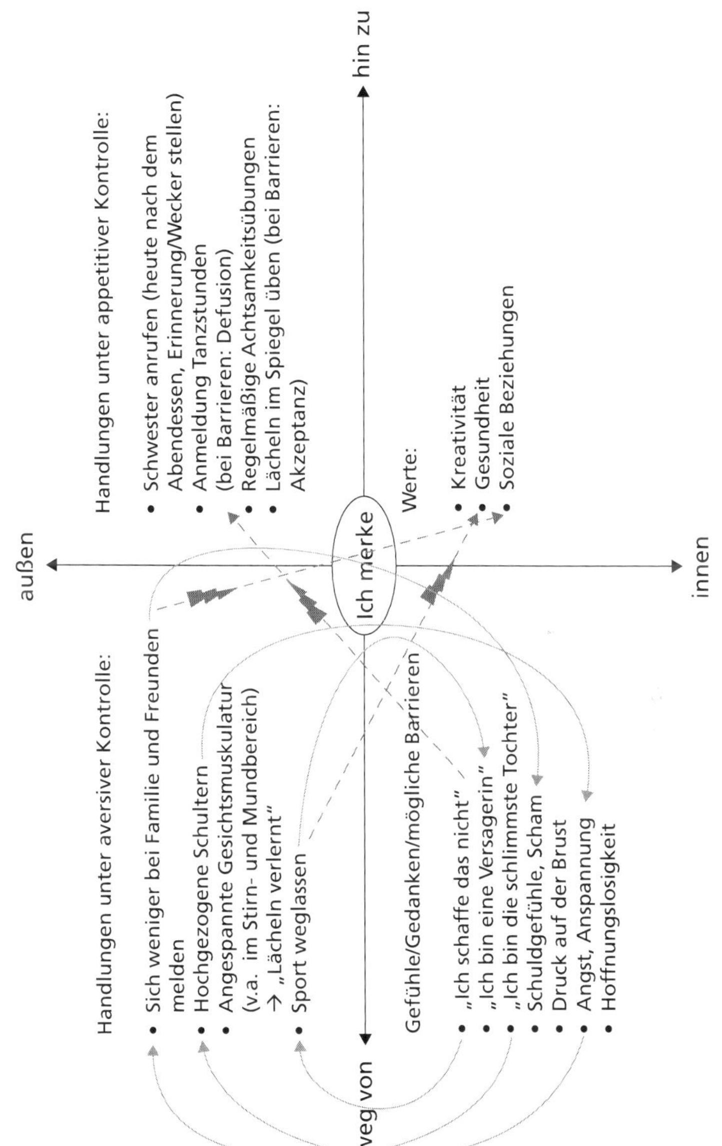

Abb. 6.1: ACT-Matrix von Frau U

6.6 Therapieende

Im Verlauf des stationären Aufenthaltes stabilisierte sich Frau U. zunehmend. Zwar fühlte sie sich manchmal noch antriebs- und energielos, jedoch versuchte sie sich mit dem damit verbundenen Gedanken »Ich schaffe das nicht« wertorientiert zu verhalten. Sie verstärkte den Kontakt zu ihrer Familie und hatte das Gefühl, nun besser mit dem Gefühl der Scham umgehen zu können. Frau U. erhielt eine Kopie der Matrix und ergänzte und veränderte diese selbstständig. Sie erlebte sich selbst als aktiver, was ihr beispielsweise in schwierigen Situationen auffiel: Statt die Gefühle der Angst und des unmittelbaren Versagens um jeden Preis wegzusperren, versuchte sie nun, ihnen Raum zu geben. Da sie sie nun als Inhalte ihres Bewusstseins sah und sie somit beobachten, kommen und gehen lassen konnte, wurde ihr auch die Signalfunktion solcher Gefühle bewusster. Sie erinnerte sich in schwierigen Situationen an ihre Werte und suchte aktiv und selbstständig nach kleinen Schritten, um sich in diesen Situationen wertorientiert zu verhalten. Auch im Resultat des *BDI-II* war eine Veränderung erkennbar: Frau U. erreichte in diesem Fragebogen noch einen Wert von 12, was einer minimalen depressiven Symptomatik entspricht (Hautzinger et al. 2006).

7 Hauptanwendungsgebiete

Ein wichtiges Merkmal der Akzeptanz- und Commitment-Therapie (ACT) ist es, dass die Behandlung von Menschen mit psychischen Erkrankungen nicht vordringlich auf die Reduktion spezifischer Symptome fokussiert (Hayes et al. 1999) (▶ Kap. 5.1). Vielmehr ist es das Ziel in der Arbeit mit der ACT, Menschen beim Auf- und Ausbau von Kompetenzen zu unterstützen (auch unter dem Begriff der *Kernprozesse* beschrieben), die es den Betreffenden ermöglichen, flexibel mit den unterschiedlichsten Herausforderungen umzugehen – auch im Zusammenhang mit psychischen Krisen und Erkrankungen. Es geht darum, Menschen zu befähigen, ein für sie persönlich wertorientiertes Leben führen zu können. Die Behandlung nach der ACT ist daher nicht störungsspezifisch, sondern transdiagnostisch und prozessbasiert angelegt und für eine große Bandbreite an Indikationen anwendbar. Gleichzeitig finden sich zahlreiche Adaptionen für konkrete Zielgruppen – auch im Sinne von psychischen Erkrankungen – in Forschungsarbeiten und auch in der Literatur zur praktischen Anwendung.

Merke

Die ACT ist nicht auf die Reduktion spezifischer Symptome im Rahmen bestimmter Erkrankungen fokussiert, sondern hilft Menschen im Umgang mit den jeweiligen individuellen Herausforderungen. Gleichzeitig existieren Anwendungen der ACT für zahlreiche verschiedene Zielgruppen.

7.1 Anwendung der ACT bei bestimmten Zielgruppen

Verträgt es sich mit dem oben skizzierten, transdiagnostischen Ansatz der ACT in Ätiologie und Behandlung überhaupt damit, nach den Hauptanwendungsgebieten zu fragen? Zum einen existieren zahlreiche Adaptionen der ACT mit Blick auf eine bestimmte Zielgruppe, die es sich genauer anzuschauen bzw. anzuwenden lohnt. Noch viel relevanter ist aber, dass die gängige klinische Klassifikation und Diagnostik dessen, was wir als psychische Erkrankungen bezeichnen, in westlichen Industrieländern versorgungsrechtliche Relevanz hat, d. h. auf dieser Basis wird Behandlung für Betroffene zugänglich. Zudem weisen Professionelle im Hilfesystem zumeist eine gewisse Prägung im Sinne dieser Sicht auf psychische Krisen von Menschen auf. Nicht zuletzt verlangen auch Studien zur Wirkung von bestimmten Psychotherapien häufig eine gewisse selektierte Zielgruppe. Auch wenn die ACT in ihrem Ansatz menschliche Krisen eher dimensional begreift und von den kategorialen Konzepten psychischen Erlebens und Verhaltens unabhängig anwendbar ist, ist dies doch häufig in der einen oder anderen Art Teil des Kontextes, in dem die ACT zur Anwendung kommt. Aus funktional-kontextualistischer Sicht ist dies nur ein scheinbarer Widerspruch, da die Gleichzeitigkeit der Perspektiven kein Hindernis darstellt, solange diese im jeweiligen Kontext hilfreich sind. In diesem Sinne kann es also hilfreich sein, die ACT zielgruppenspezifisch zu betrachten und in passenden Kontexten – nehmen wir beispielhaft eine Fachklinik für Abhängigkeitserkrankungen – auch so anzuwenden.

Mögliche Anwendungsgebiete in verschiedenen Zielgruppen sind sehr zahlreich. Zum einen findet sich eine ACT-orientierte Behandlung körperlicher Erkrankungen, wie bei chronischen Schmerzen. Zum anderen umfassen die Anwendungsgebiete verschiedene psychische Erkrankungen – wie Depressionen, Psychosen, Angst- und Zwangserkrankungen oder Abhängigkeitserkrankungen. Darüber hinaus finden sich altersabhängige Adaptionen, d. h. ACT im gerontopsychologischen Bereich oder bei Kindern und Jugendlichen, oder auch Anwendungen mit Blick auf spezifische

Rollen im Leben von Menschen, z. B. bezüglich der Elternschaft oder im beruflichen Coaching.

Interessanterweise lässt sich mit Hilfe der ACT die mentale Gesundheit von Menschen auch als sekundärer Effekt unterstützen: Die Förderung psychischer Flexibilität trägt dazu bei, das Wohlbefinden von Menschen am Arbeitsplatz und die Arbeitseffektivität zu erhöhen, Offenheit für das Lernen von Neuem, Mitgefühl und Akzeptanz von Diversität zu fördern (z. B. Bond und Flaxman 2006; Bond et al. 2008; vgl. Flaxman et al. 2013). Angewandt auf den therapeutischen Rahmen zeigte sich dahingehend auch, dass eine hohe psychische Flexibilität bei Therapeut:innen den Einsatz von erlebnisorientierten Methoden in der Therapie begünstigen kann (Scherr et al. 2015).

7.2 Evidenzlage für verschiedene Anwendungsgebiete

Für die unterschiedlichen, oben skizzierten Anwendungsgebiete existieren Fallberichte, narrative und systematische Übersichtsarbeiten, Wirksamkeitsstudien unterschiedlicher Methodik sowie Metaanalysen, z. B. Gloster et al. (2020) (► Kap. 10). Je nach Evidenzniveau wird die ACT von relevanten Fachorganisationen weltweit für bestimmte Zielgruppen als evidenzbasierte Therapie empfohlen. So benennt etwa die American Psychological Association (APA) eine starke Evidenzlage für chronische Schmerzsyndrome und für Depressionen, Angst- und Zwangserkrankungen und Psychosen moderate Unterstützung aus bisherigen wissenschaftlichen Studien. Interessant ist auch, dass die World Health Organization (WHO) – basierend auf randomisierten Studien bei Geflüchteten aus dem Südsudan und aus Syrien – ein ACT-basiertes Selbsthilfeprogramm zum Umgang mit Stress in 21 Sprachen zur Verfügung stellt. Eine aktuelle Zusammenstellung der verfügbaren Evidenz zur ACT bei verschiedensten Indikationen und Zielgruppen findet sich jeweils auf der Homepage der

Association for Contextual Behavioral Science (https://contextualscience.org/state_of_the_act_evidence; Zugriff am 06. 10. 2022).

7.3 Nutzung der ACT bei verschiedenen Anwendungsgebieten in der Praxis

Da es sich bei der ACT – wie bereits ausgeführt – um ein transdiagnostisches, prozessbasiertes Konzept handelt, ist es für die Anwendung der ACT in einer bestimmten Zielgruppe hilfreich, dies auch im Sinne eines transparenten Vorgehens zum Thema zu machen. In einer frühen Phase des gemeinsamen Veränderungsprozesses ist es wichtig, dass Therapeut:in und Patient:in das Therapierational, auch mit Blick auf die gewählte Methode und das damit verbundene Modell der Veränderung genau besprechen. Für die ACT und die Grundhaltung, dass wir Menschen uns mit Blick auf die wesentlichen Mechanismen nicht grundsätzlich unterscheiden, bedeutet dies zunächst losgelöst von der Symptomatik oder der Erkrankung, wegen der Patient:innen in Behandlung sind, für das Vorgehen in der ACT zu motivieren. Um dem Anliegen der Person individuell begegnen zu können und Hoffnung auf Besserung des persönlichen Leidensdruckes zu fördern, kann es gleichzeitig wichtig sein, in Beispielen immer wieder auf konkrete Herausforderungen der Person bzw. auf für die Zielgruppe typische Beeinträchtigungen einzugehen. Zudem findet sich in der Planung der Therapie bzw. im Vorgehen dann ein gewisses Wechselspiel aus dem Aufbau der Kernprozesse (die psychische Flexibilität insgesamt unterstützen und auf unterschiedliche Problemlagen generalisierbar sind) und dem Fokus auf zielgruppentypische Interventionen (also Anregungen und Übungen, die mit einer hohen Wahrscheinlichkeit bei gegebenem Anliegen hilfreich sein können). Beispielhaft sei hier an der Stelle das sogenannte »Suchtdruck-Wellenreiten« (engl. urge surfing) genannt, was bei Menschen mit Abhängigkeitserkrankungen zum Einsatz kommt. Hierbei geht es um die Einübung des achtsamen und sanften Wahrnehmens des

Verlangens nach der Suchtsubstanz wie beim Surfen einer Welle, ohne dabei dem Suchtdruck nachzugeben und zu konsumieren. Diese Übung dient der Förderung von Akzeptanz für unerwünschtes Erleben (Bowen et al. 2012, vgl. auch Marlatt 1985). Die mit einer solchen Übung angesteuerten Kernkompetenzen sind nicht ausschließlich für diese Zielgruppe von Bedeutung und entsprechend breit im Therapiekontext einsetzbar. Die Rahmung hier, d.h. mit einem spezifischen Bezug zur Bewältigung von Suchtdruck, fördert die Bereitschaft für die Durchführung einer solch herausfordernden Übung und wird von Patient:innen mit Abhängigkeitserkrankungen als hilfreich erlebt. Ähnlich lassen sich für sämtliche Zielgruppen beispielhaft Interventionen beschreiben, die einen gewissen Fokus auf typische Herausforderungen erlauben und zumeist in spezifischen Adaptionen der ACT für bestimmte Erkrankungen bzw. Zielgruppen und der Literatur dazu zu finden sind.

7.3.1 Fallkonzeption und Behandlungsplanung mit der ACT

Wie bereits ausgeführt ist es eine besondere Stärke der Arbeit nach der ACT, keinem starren Fahrplan zu folgen, sondern sich auch in der Fallkonzeption und Behandlungsplanung voll und ganz auf das jeweilige Gegenüber einzulassen. Gleichzeitig besteht eine gewisse Notwendigkeit für die Therapeut:innen, sich für alle Menschen mit denen Sie arbeiten eine klare und hilfreiche Orientierung für die Gestaltung des Therapieprozesses zu verschaffen, welche die möglichen therapeutischen Interventionen und Methoden aus einem evidenzbasierten, theoretischen Grundkonzept ableitet. Das Rational für eine systematische Fallkonzeptionalisierung nach der ACT auf Seiten der Therapeut:innen ist also die Förderung des funktional-kontextuellen Verständnisses des konkreten Falls, die Anwendung der ACT-Prinzipien auf die jeweilige Behandlung (z.B. das der Frage nach der Durchführbarkeit möglicher Lösungsansätze) bei gleichzeitiger Förderung der Flexibilität im Umgang mit den Kernprozessen. Die gemeinsame Erarbeitung des Fallkonzepts mit Patient:innen bietet zudem die Möglichkeit, ein hohes Maß an Transparenz, Orientierung und Kontinuität in den Therapieprozess einfließen zu lassen. Besonders bedeutsam ist dabei sicherlich auch die Förderung der Prozessorientierung bei den Patient:innen, was auch eine gezieltere Evaluation und Rückmeldung über Therapiefortschritte im Verlauf ermöglicht.

In einer frühen Phase der Therapie nach der ACT finden sich unabhängig vom konkreten Behandlungsfall eine ganze Reihe Elemente wieder, die der Gestaltung des Rahmens und eines günstigen Therapiekontextes dienen. Hierzu zählen das Therapierational in der Arbeit nach der ACT, das Gesundheitsmodell in der ACT, die Evidenzbasierung der ACT als angewandte Methode sowie das Menschenbild in der ACT. Letzteres wird unter anderem häufig anhand der »Kletterfelsen«-Metapher in der Praxis verdeutlicht (▸Kap. 2, ▸Kap. 9). Das erfahrungsorientierte methodische Vorgehen in der ACT ist ebenfalls Gegenstand einer transparenten Aufklärung in der frühen Phase der ACT. Ziel ist hier immer auch die Förderung einer ganz bewussten Entscheidung für die jeweilige individuelle Therapie. Dazu gehört es, das therapeutische Vorgehen in einer Therapie nach der ACT von Anfang an sehr erlebnis- und handlungsnah zu gestalten, so dass die Patient:innen einen Eindruck von der Art der therapeutischen Praxis erhalten können. Besonders gut lassen sich in diesem Zusammenhang Demonstrationen und Übungen einsetzen, die viele der zentralen Komponenten der ACT – wie Förderung von Bereitschaft und Offenheit, Akzeptanz-Elemente oder der Kontakt zu persönlichen Werten – beinhalten und entsprechend verdeutlichen, was Gegenstand der Therapie mit Hilfe der ACT ist. Ein Beispiel für eine gut geeignete Demonstration ist etwa die sogenannte »Klemmbrett»-Übung und deren verschiedene Varianten (siehe der folgende Kasten für Details). Das Ziel dieser Übung ist es, im direkten Erleben zu demonstrieren und damit spürbar und erfahrbar zu machen, wie wir persönlich auf einen unerwünschten Gedanken, ein unangenehmes Gefühl oder ein anderes aversives Erleben reagieren, wie sich verschiedene Varianten im Umgang damit anfühlen und wie sich diese auch auf unsere Handlungsmöglichkeiten auswirken.

»Klemmbrett«-Übung (nach Harris 2009)

Der/die Therapeut:in leitet einen achtsamen Moment an und bringt die Person(en) in der Vorstellung in Kontakt mit einer Situation, die als (mittelgradig) belastend oder unangenehm wahrgenommen wurde. Er/sie leitet die Exploration des zugehörigen inneren Erlebens an, d.h. was genau die Situation so unangenehm gemacht hat und welche Gedanken, Gefühle, Körperempfindungen, Impulse usw. eine Rolle spielten. Schließlich bittet der/die Therapeut:in die Person(en) ein entsprechendes inneres Ereignis (z.B. den Gedanken »Ich bin ein Versager«) auf ein leeres Blatt (DIN-A4) zu schreiben. Im Folgenden leitet der/die Therapeut:in die Person(en) an, verschiedene Dinge mit diesem Blatt (ggf. auf einem Klemmbrett, daher der Name der Übung) auszuprobieren und zu beobachten, wie sich dieses Tun anfühlt, welche Gedanken, Gefühle und Empfindungen dabei auftauchen, was gleichzeitig wahrnehmbar ist und was nicht, was im Handeln möglich ist und was nicht. In der Regel leitet der/die Therapeut:in den/die Patient:in an, sich das Blatt einmal direkt vor das Gesicht zu halten, es möglichst weit von sich weg zu halten, es hinter dem Rücken zu verbergen, es mit Hilfe des Gegendrucks des/der Therapeut:in auf das Klemmbrett mit aller Kraft von sich weg zu schieben, es sanft in der Hand zu balancieren wie etwas Zartes und Zerbrechliches oder es sanft vor dem Brustkorb zu tragen, es sich zu Herzen zu führen. All dies kann in verschiedenen »Lebenslagen« umgesetzt werden, im Sitzen, Liegen, Gehen, Tanzen … Es können verschiedene individuelle Varianten verwendet werden, ebenso eignet sich die Übung für das Einzelsetting genauso wie für Gruppen. Das Erfahrene und Erlebte wird in der Auswertung gemeinsam reflektiert und mit Blick auf die persönliche Situation des/der Patient:in ausgewertet bzw. eingeordnet.

In einer frühen Phase der ACT dient die Prozessgestaltung also der Aufklärung zum ACT-Ansatz, dem zugehörigen Therapiebündnis und der Vorbereitung der konkreten therapeutischen Umsetzung. Für letzteren Punkt ist, wie bereits angeführt, die Förderung des Therapie-Commitments anhand von Demonstrationen und der Einholung eines expliziten

Einverständnisses für den ACT-Ansatz und dessen Methoden grundlegend. All diese Schritte laufen in der ACT zu Beginn auf eine gemeinsame und bewusst gestaltete Therapievereinbarung zwischen Patient:in und Therapeut:in (informed consent) zu.

Im Folgenden finden sich beispielhaft Formulierungen, wie sich diese wichtigen Schritte gut im Dialog einbringen lassen (nach Harris 2009):

ACT-Modell darstellen:
»Das Ziel von ACT ist, Ihnen zu helfen, ein reiches und erfülltes Leben zu führen und gleichzeitig mit Belastungen, Schmerz oder Stress umzugehen, die zum Leben dazugehören. Zweierlei ist wichtig: mit schmerzhaftem Erleben flexibler umzugehen, damit dieses Sie nicht mehr so einschränkt, und herauszufinden, was Ihnen wirklich im Leben wichtig ist und danach zu leben.«

Bedeutung erfahrungsorientierter Übungen in der ACT erläutern:
»Da unerwünschte Gedanken, Gefühle und Empfindungen zum Leben dazugehören, ist es wichtig, auch zu erleben, wie sich der Umgang damit verändern lässt. Das braucht Übung.«

Vorgehen der ACT beschreiben:
»ACT ist eine sehr aktive Therapieform, es geht nicht nur darum, über Probleme zu sprechen, sondern es geht darum,
... Fertigkeiten zu erlernen, um mit unerwünschten Empfindungen so umgehen zu können, dass sie weniger Einfluss auf Sie haben.«
... persönliche Wichtigkeiten und Werte zu klären: Was ist wichtig für Sie? Wofür wollen Sie im Leben stehen? Wie wollen Sie sich selbst und andere behandeln? Was gibt Ihrem Leben Sinn und Bedeutung?«
... ins Handeln zu kommen: Probleme zu lösen und etwas zu tun, was Ihr Leben besser macht.
Sie werden dazu am Ende jeder Sitzung mit einem Handlungsplan gehen – etwas, das Sie mitnehmen können und zwischen den Sitzungen *tun* können, das für Ihr Leben einen Unterschied macht. Ein bisschen

wie Gitarre spielen lernen: Es braucht Übung in und zwischen den Stunden.«

Einverständnis für Arbeit im Moment einholen:
»Sind Sie einverstanden damit, dass ich Sie von Zeit zu Zeit unterbreche, um einen Moment ‚Pause' zu drücken? Um wahrzunehmen, was gerade ist? Um uns gemeinsam anzuschauen, ob das, was Sie gerade tun, hilfreich für Sie ist und, falls nein, gemeinsam herauszufinden, was Sie anderes tun könnten? Oder auch, um zu bemerken und zu würdigen, dass das, was Sie gerade tun, sehr hilfreich und nützlich ist?«

Neben der Erarbeitung einer Therapievereinbarung spielen zu Beginn und im weiteren Verlauf des psychotherapeutischen Prozesses häufig auch motivationale Aspekte eine tragende Rolle. Zum Auf- und Ausbau von Veränderungsmotivation sind dabei in der ACT alle Dialoge und Interventionen denkbar, die eine Würdigung des Leids der Person und der bisherigen Lösungsversuche umfassen (z. B. Validierung von Gefühlen der Kraftlosigkeit, Hoffnungslosigkeit, Resignation o. ä.), die für neue Perspektiven und Herangehensweisen im Umgang mit den eigenen Problemen werben (z. B. die »Fingerfallen«-Metapher, siehe der folgende Kasten) und die persönliche Wichtigkeiten und Werte in den Blick nehmen (z. B. die wiederholte Frage nach dem »Wofür« bzw. die Wertearbeit unterschiedlicher Art). Diese Aspekte werden zudem in der bedeutsamen Methode der *kreativen Hoffnungslosigkeit* (▶ Kap. 2.1, ▶ Kap. 5.4, ▶ Kap. 6.3) systematisch realisiert, welche im Rahmen von ACT häufig Anwendung findet.

»Fingerfallen«-Metapher (nach Hayes et al. 2004)

In dieser Metapher benötigen wir ein einfaches Spielzeug, eine chinesische Fingerfalle. Dies ist eine kleine Röhre, in der Regel aus geflochtenem Bambus, in die man von beiden Seiten einen Finger hineinstecken kann. Bei dem Versuch, die Finger wieder herauszuziehen, zieht sich das Röhrchen meistens etwas zusammen, so dass es nicht oder nur mit Mühe gelingt, sich aus der Fingerfalle zu befreien. Dieses Spielzeug lässt sich dazu nutzen, erlebnisorientiert für neue Herangehensweisen im Umgang mit den eigenen Problemen zu werben.

Dazu erläutert der/die Therapeut:in zu Beginn etwa Folgendes: »Bitte nehmen Sie dieses Röhrchen in die Hand und experimentieren damit herum, ganz spontan. Stellen Sie sich dabei vor, Ihr Problem X (z. B. ‚die Zwänge', ‚der geringe Selbstwert', ‚die Schulden', ‚das Gefühl von Schuld' usw.) sitzt in der Mitte dieses Röhrchens.« Der/die Therapeut:in leitet die Exploration an, in dem er/sie immer wieder nachfragt, welche Gefühle, Gedanken, Empfindungen, Impulse oder andere innere Ereignisse auftauchen und welche Assoziationen der Person mit Blick auf das eigene Leben und den Umgang mit dem Problem X kommen. Dabei lassen sich einerseits mögliche Lösungsversuche explorieren und validieren, die mit einem möglichst schnellen »Wegkommen« vom Problem (z. B. den Finger mit aller Kraft herausziehen, immer wieder ziehen, Röhrchen zerreißen, erstarren, über das Feststecken klagen usw.) zu tun haben. Andererseits lassen sich alternative Herangehensweisen an die persönliche Herausforderung ausprobieren, die erstmal kontraintuitiv erscheinen, und deren Effekte erleben (z. B. Innehalten, sich das Röhrchen genauer ansehen/ertasten, das Feststecken wahrnehmen, sich dem Problem zuwenden, die Finger auf das Problem zu bewegen usw.).

Für die Vermittlung der Idee einer neuen, vielleicht kontraintuitiven Herangehensweise an eine Herausforderung können natürlich auch andere Bilder gefunden und verwendet werden. Beispielsweise ist der sogenannte »Kreuzknoten« hierfür geeignet. Dies ist ein Seglerknoten, der sich bei Zug auf den Seilen besonders festzieht und erst dann öffnen lässt, wenn sich beide Seiten des Knoten aufeinander zu bewegen.

Wesentlicher Bestandteil psychotherapeutischer Prozesse ist auch die Erarbeitung eines Modells des Problems bzw. der Störung im Sinne eines ätiologischen Modells. Dies dient der Förderung des Fallverständnisses sowie als die Grundlage der Behandlungsplanung. Gleichermaßen lässt sich in der Arbeit nach der ACT ein Fallkonzept auf Basis der grundlegenden Konzepte und anhand der etablierten Modelle und Tools der ACT entwickeln. Zu den wichtigsten Grundkonzepten zählen dabei die Fallen, die der menschliche Verstand aufgrund der Entwicklung von Sprache und Kognition im Alltag für uns bereithält, vgl. Bezugsrahmentheorie (► Kap. 1, ► Kap. 2.2, ► Kap. 3), sowie das der Erlebensvermeidung (► Kap. 4.2.3, ► Kap. 8.2). Darauf aufbauend geht es darum, im ACT-Fallkonzept ein individuelles Verständnis psychischer *(In-)Flexibilitäten* einer Person zu erhalten. Diese lassen sich im Dialog genauer beobachten bzw. explorieren oder systematisch anhand von Fragebogen erfassen (► Kap. 4).

Beispiele für Hinweise auf mögliche Inflexibilitäten im therapeutischen Kontakt:

- Grübeln über die Vergangenheit, Sorgen um die Zukunft, Tunnelblick oder Sprunghaftigkeit in Wahrnehmung/Denken, automatisiertes Agieren (Verlust des Kontakts zum Hier und Jetzt)
- Rigidität im Denken, starre Regeln/Glaubenssätze, Kreisen um Gedankeninhalte, stark überflutende Gefühle (Fusion mit innerem Erleben)
- innere und äußere Vermeidung von unerwünschtem Empfinden, Stereotypie im Ausdruck, starke Gefühle von Schuld oder Scham (Erlebensvermeidung)
- Orientierung am Rechthaben, Begründungen, (Selbst-)bewertungen, Schwarz-Weiß-Denken, Absolutismus, Opferhaltung (Inflexibles Selbst/ Dominanz des Konzept-Selbst)
- Orientierungslosigkeit, Motivationslosigkeit, Sinnlosigkeitsgefühle, starke Regelkonformität und Normorientierung (Verlust des Kontakts zu persönlichen Wichtigkeiten und Werten)
- Entscheidungsunfähigkeit, Unstetigkeit, Hadern, Erstarren/Handlungshemmung, Rückzug, rigide Anforderungen an sich und andere (unwirksames Handeln/Passivität)

Mit Blick auf die Verwendung von Modellen bzw. Tools zur Entwicklung eines Fallkonzepts für die Therapie nach der ACT bietet sich das *Hexaflex-*Modell (► Kap. 2.2, ► Kap. 5.5) an, da es die zentralen Kernprozesse umfasst, die zur psychischen Flexibilität einer Person beitragen. Aber auch die ACT-Matrix (Polk et al. 2016, ► Kap. 5.12, ► Kap. 6.5, ► Kap. 8.3) eignet sich gut als Tool zur Erstellung eines spezifischen Fallkonzepts für eine Person, in der Vor- und Nachbereitung des Therapieprozesses durch Therapeut:innen, für die direkte Erarbeitung eines individuellen Störungsmodells mit Patient:innen sowie als Basis für ein gemeinsames Fallverständnis und eine koordinierte Behandlung in therapeutischen Teams (vgl. Schudel und Multamäki 2021). Aus der jeweiligen Fallkonzeptionalisierung leitet sich dann die konkrete Therapieplanung nach der ACT ab, d. h. welche Schwerpunkte mit Blick auf die zentralen Kernprozesse zur Förderung psychischer Flexibilität bei dieser Person gesetzt werden, wobei die verschiedenen Kernprozesse in Wechselbeziehungen stehen und das Vorgehen in der Chronologie entsprechend dynamisch angepasst werden kann. Zudem ist unabhängig vom jeweiligen Fallkonzept in der Arbeit mit der ACT ein starker Fokus auf Maßnahmen zur Förderung von Offenheit gegenüber jeglichen Erfahrungen, von neuen Blickwinkeln und Handlungsweisen sowie Interventionen zum Transfer der Therapieinhalte in den Alltag zu legen.

Zusammenfassend lässt sich festhalten, dass die Behandlung nach der ACT nicht störungsspezifisch, sondern transdiagnostisch und prozessbasiert angelegt und daher für eine große Bandbreite an klinischen Indikationen und Zielgruppen anwendbar ist. Störungsspezifische Perspektiven auf die Behandlung von Menschen mit psychischen Erkrankungen sind Teil der Versorgungslandschaft. Es existieren daher spezifische Adaptionen der ACT für konkrete Zielgruppen. Für unterschiedliche Anwendungsgebiete existiert entsprechende wissenschaftliche Evidenz (▶ Kap. 10). In der Praxis ist es hilfreich, diesen vermeintlichen Widerspruch zwischen einem transdiagnostischen Konzept und der jeweiligen spezifischen Indikation im therapeutischen Prozess zu thematisieren und eine Balance zwischen der Arbeit an generalisierbaren Kernprozessen und spezifischen Problemlagen anzustreben.

8 Settings

8.1 Ein Konzept – verschiedene Settings

Wie wir bereits ausgeführt haben, handelt es sich bei der ACT um ein prozessbasiertes und transdiagnostisches Konzept, was den Aus- und Aufbau psychischer Flexibilität anhand zentraler Kernprozesse zum Ziel hat und weniger auf die Behandlung einer bestimmten Problematik, Symptomatik oder einer bestimmten Erkrankung fokussiert. Die ACT ist damit für verschiedene Zielgruppen und klinische Indikationen anwendbar (► Kap. 7). Zudem lässt sich die ACT gut für die Anwendung in verschiedenen Einsatz- und Behandlungssettings adaptieren, was wir uns im Folgenden genauer ansehen möchten. Wir betrachten hier vor allem die Auswirkungen von Einzel- und Gruppensettings auf die ACT sowie die Umsetzung einer ACT-orientierten Behandlung in Kliniksettings.

8.2 Die ACT als Therapieansatz im psychotherapeutischen Einzelsetting

Für das psychotherapeutische Einzelsetting, insbesondere im ambulanten Rahmen, existieren verschiedene störungsspezifische, manualisierte Ansätze zur Behandlung psychischer Erkrankungen. Auch Studien zur Effektivität von Psychotherapien fokussieren überwiegend auf die Wirkung in einer bestimmten Zielgruppe, zumeist definiert anhand der Kriterien in den jeweils gültigen Klassifikationssystemen psychischer Erkrankungen, dem *ICD* (*International Classification of Diseases*, aktuelle Version: 11. Revision; World Health Organization 2022) und dem *DSM* (*Diagnostic and Statistical Manual for Mental Disorders*, aktuelle Version: 5. Revision; American Psychiatric Association 2013). In den Diskussionen rund um deren Novellierungen oder in den *RDoC* (*Research Domain Criteria*; Insel et al. 2010), werden jedoch immer wieder Bestrebungen deutlich, das Verständnis psychischen Erlebens und Verhaltens inklusive pathogener Prozesse grundsätzlich zu überdenken. Hier kommen vor allem dimensionale Konzepte, die nicht scharfkantig zwischen krank und gesund unterscheiden, zum Tragen. Auch geht es vermehrt um die Weiterentwicklung psychotherapeutischer Herangehensweisen, die völlig losgelöst von Störungskategorien konzipiert sind, wie etwa in der *Prozessbasierten Therapie* (*PBT*; Hofmann et al. 2021).

In der psychotherapeutischen Praxis zeigt sich schon lange die Notwendigkeit, eine individuell an die Bedürfnisse der Patient:innen und die jeweiligen Entstehungsgeschichten der Probleme angepasste und gleichzeitig evidenzbasierte Behandlungsplanung und -umsetzung zu gewährleisten. Hier zeigen sich an vielen Stellen die Grenzen einer störungsspezifischen Herangehensweise. Entsprechend sind vereinzelt auch verschiedene evidenzbasierte Methoden entstanden, die sich auf das individuelle, störungsunabhängige Bedingungsgefüge bei den jeweiligen Patient:innen beziehen, um das passende Störungsmodell und eine konkrete Behandlungsplanung zu erstellen, z. B. in der *Schema-* bzw. *Plananalyse* nach Grawe (2000) bzw. Caspar (2007).

Gleichsam kann die ACT mit ihrem transdiagnostischen und prozessbasierten Modell auf eine klare Evidenzbasierung in einem breiten Anwendungsgebiet verweisen (z. B. Gloster et al. 2020; siehe auch https://contextualscience.org/state_of_the_act_evidence, Zugriff am 27.09.2022) und sie lässt sich in der Praxis individuell für Ätiologie und Behandlung verschiedenster psychischer Erkrankungen nutzen. Die ACT als Ansatz hat so inzwischen eine weite Verbreitung in der ambulanten psychotherapeutischen Praxis im Einzelsetting gefunden.

Besonders beliebt ist die ACT als primärer Ansatz oder auch zur methodischen Anreicherung anders orientierter Psychotherapien aufgrund ihrer starken Erfahrungs- und Handlungsorientierung. Die ACT bietet einen reichen Schatz an Übungen und Metaphern, die methodisch vielgestaltig und gut auch gerade im Einzelsetting einsetzbar sind. Im Einzelsetting kann eine vertrauensvolle therapeutische Beziehung aufgebaut werden, die für eine intensive, erfahrungsorientierte Arbeit, wie sie in der ACT praktiziert wird, nötig und hilfreich ist. Patient:innen sind im Rahmen eines Einzelsettings unter Umständen eher bereit, auch unerwünschte innere Ereignisse zu explorieren und diesen Raum zu geben, wie es für die ACT typisch ist. Zugehörige Interventionen und Übungen können in der Therapiesituation maßgeschneidert und spezifisch an die Bedürfnisse im jeweiligen Prozess der Patient:innen angepasst werden.

Mit Blick auf die Therapieplanung und das Vorgehen im Einzelsetting ist zu sagen, dass die ACT zugunsten der Individualisierbarkeit keinem festen Behandlungsplan folgt. Vielmehr steht im Vordergrund, Patient:innen dabei zu unterstützen,

1. eigene Gedanken, Gefühle, Körperempfindungen, Impulse und Handlungen im gegenwärtigen Moment bewusst wahrzunehmen,
2. die Bereitschaft aufzubauen, auch unerwünschten inneren Ereignissen Raum zu geben, ohne diese ändern oder vermeiden zu müssen, und
3. den Kontakt zu bedeutsamen und sinnstiftenden Aspekten des Lebens aufzunehmen und dafür aktiv zu werden.

Der Therapieprozess nach der ACT umfasst zu Beginn Elemente der Auftragsklärung, der Rollenklärung und des informierten Einverständnisses (informed consent), insbesondere auch mit Blick auf den Übungsreichtum im Vorgehen der ACT. Einen wesentlichen Stellenwert nimmt auch die Arbeit am Therapierational ein, insbesondere, da sich die Grundhaltung hier in der ACT so deutlich von anderen Therapieansätzen unterscheidet. Es geht darum, klar die relevanten Annahmen über Menschen und menschliches Leid zu vermitteln – ggf. auch im Kontrast zu bisherigen Therapieerfahrungen der Person (▶ Kap. 2) – und darin das Rational zu begründen, dass die ACT psychische Gesundheit auch dadurch fördert, mehr Akzeptanz für das aufzubauen, was außerhalb der eigenen Kontrollmöglichkeiten liegt, sowie, dass hierfür eine Hinwendung zu unerwünschten Aspekten des eigenen Erlebens angestrebt und gefördert wird.

Gleichzeitig ist in diesem Zusammenhang auf die sinnstiftenden und energetisierenden Chancen hinzuweisen, die im Engagement für eine bestimmte Richtung im Leben liegen, wenn sich das eigene Verhalten an den persönlichen Werten orientiert. Ab dem ersten Kontakt gestaltet der/die Therapeut:in daher einen Rahmen, der es dem/der Patient:in ermöglicht, in Kontakt damit zu kommen, dass unsere Versuche, Schmerz zu vermeiden, nicht nur oft nicht helfen, sondern zusätzliches Leid herbeiführen. Gleichzeitig geht es darum, für neue Herangehensweisen zu motivieren und den Fokus weg von der Schmerzvermeidung und hin zu einem an den eigenen Werten orientierten Handeln zu lenken. Daher findet auch bereits früh eine erste Einschätzung der Patient:innen mit Blick auf die derzeitigen Möglichkeiten statt, sich bewusst, offen und engagiert zu verhalten. Damit ist gemeint, den berichteten Schmerz oder das präsentierte Leid auch als Hinweis auf bedeutsame Werte und Wichtigkeiten der Person zu verstehen, die aufgrund der Problemlage und dem Umgang der Person damit aktuell blockiert sind. Anders ausgedrückt: Da, wo es uns besonders schmerzt, finden wir auch Hinweise darauf, was uns besonders wichtig ist.

Um dies für das jeweilige Anliegen der Person umzusetzen, bedient sich die ACT in verhaltenstherapeutischer Tradition auch detaillierter Analysen der spezifischen Bedingungsgefüge. Im ACT-Modell können psychische Probleme vor allem auch aufgrund des Zusammenwirkens von sprachlichen Prozessen und Verhalten entstehen (Hayes 2004). Beispielsweise können (sprachliche) Regeln als handlungsleitend dominant werden, während die gegenwärtige Erfahrung ihre Bedeutung für die Steuerung des Verhaltens verliert. Die damit verbundene Fusion mit Gedanken und anderen inneren Ereignissen, Bewertungen und Vorhersagen fördert das Bemühen, unangenehmes Erleben zu vermeiden. Dieses Vermeidungsverhalten (Erlebensvermeidung) selbst führt dann zu weiteren Problemen bzw. produziert Kosten. Die Betroffenen stecken Energie und Zeit in den Kampf mit dem Problem und engagieren sich weniger in Aktivitäten, die maßgeblich zur subjektiven Lebensqualität beitragen könnten. In einer *funktionellen Analyse* (*FA*) lassen sich die relevanten Zusammenhänge für die betreffende Person vereinfacht und systematisch erfassen. Dabei folgt die FA folgenden Fragen (dem sogenannten *A-B-C*):

A (Antecendent):
Welche Problemlage präsentiert der/die Patient:in? In welchem Kontext (internal/external) tritt das Verhalten auf?

B (Behaviour):
Was hat der/die Patient:in bereits unternommen, um mit dem Problem umzugehen? Gibt es Dinge, die er/sie nicht mehr tut, seit das Problem besteht (vgl. Vermeidungsverhalten)?

C (Consequences):
Welche kurzfristigen/langfristigen Konsequenzen hat das Verhalten für den/die Patient:in?

An derlei funktionelle Analysen können beispielsweise Interventionen zur kreativen Hoffnungslosigkeit (► Kap. 2.1, ► Kap. 5.4, ► Kap. 6.3) als motivierender Schritt für neue, alternative Herangehensweisen in der ACT sinnvoll anschließen.

Der weitere Verlauf des therapeutischen Prozesses in der Arbeit mit der ACT orientiert sich an der Förderung psychischer Flexibilität, je nach Bedarf mit unterschiedlichen Schwerpunkten anhand der *Hexaflex*-Kernprozesse Hier und Jetzt, Bereitschaft und Akzeptanz, Defusion, Selbst-als-Kontext, Werte und Sinn sowie engagiertes Handeln.

Wird die ACT im Einzelsetting im Rahmen einer Krankenhausbehandlung angewandt, gelten die oben skizzierten Merkmale gleichermaßen. Da sich Patient:innen in der Regel während einer (sub-)akuten Phase in (teil-)stationärer Behandlung befinden, ist im Klinikrahmen unter Umständen besonders darauf zu achten, dass bei der erlebnisaktivierenden Arbeit mit der ACT immer ausreichend Zeit und Raum zur Verfügung steht, um Übungen im eigenen Tempo zu beenden, sich wieder ausreichend stabil zu fühlen und die Sitzung abzurunden. Relevant ist es in diesem Fall auch, dass die Interventionen im Einzelsetting in ihren Grundzügen vom gesamten Behandlungsteam mitgetragen werden. Den Therapeut:innen kommt hier also auch die Aufgabe zu, im Team für die Bereitschaft zu werben, Patient:innen in der Auseinandersetzung mit unerwünschtem Erleben zu begleiten, ohne ihnen schnellstmöglich Erleichterung verschaffen oder eine direkte Lösung herbeiführen zu wollen.

Merke

Die Arbeit nach der ACT im Einzelsetting umfasst in der Regel – jeweils angepasst an die Person und den Behandlungsrahmen – spezifische Elemente wie Auftragsklärung, Rollenklärung und informiertes Einverständnis (insbesondere mit Blick auf die Erlebnis- und Handlungsorientierung der ACT), Arbeit am Therapierational mit Fokus auf die Haltung gegenüber unerwünschtem Erleben, funktionelle Analysen zum individuellen Bedingungsgefüge sowie die Förderung der verschiedenen Aspekte psychischer Flexibilität mit individuellen Schwerpunkten.

Für die Arbeit im Einzelsetting im Rahmen allgemeinmedizinischer Konsultationen wurde eine eigene kurze Variante, die *Focused ACT* (*FACT*; Strosahl et al. 2012, 2015) entwickelt, da für dieses Setting wenige bzw. kurze Kontakte charakteristisch sind und sich der Prozess entsprechend kondensierter gestaltet. Aus diesem Kontext stammen die folgenden fünf fokussierenden Fragen, die sich auch in anderen Kontexten für eine ACT-kongruente Exploration sinnvoll anwenden lassen:

1. Was suchen Sie?
2. Was haben Sie versucht?
3. Wie hat es funktioniert?
4. Was hat es gekostet?
5. Wenn Sie wählen könnten, welches Leben würden Sie wählen?

8.3 Gruppentherapeutische Umsetzung der ACT

Bei der Suche nach wirksamen Gruppenpsychotherapiekonzepten geht die Entwicklung zunehmend auch hin zu transdiagnostischen Konzepten, da gerade im Gruppensetting die Notwendigkeit besteht, verschiedene Bedürfnisse der unterschiedlichen Teilnehmer:innen gleichermaßen zu adressieren. Da die ACT ein störungsübergreifendes Therapiekonzept bietet, welches Gemeinsamkeiten zwischen Menschen herausarbeitet, auf übergreifende relevante Kernprozesse psychischen Erlebens und Verhaltens abzielt und in ihrer Methodik erfahrungs- und handlungsorientiert ist, findet die ACT im Gruppensetting immer mehr Anwendung. Dies gilt für das ambulante psychotherapeutische Angebot, aber besonders auch im institutionellen Rahmen und in Kliniksettings.

Grundsätzlich lässt sich eine Therapie nach der ACT in unterschiedlichen Gruppenformaten bzw. Gruppenfoki umsetzen: Am weitesten verbreitet sind Gruppenkonzepte orientiert an dem *Hexaflex*-Modell der ACT (Hayes et al. 2014) (► Kap. 4, ► Kap. 5), zu denen es bereits deutschsprachige manualisierte Literatur gibt (Dambacher und Samaan 2020; Klingen 2021). Hierbei wird die Gruppenteilnahme mit den Patient:innen zunächst mit Informationen zur Grundhaltung, zum Therapierational, zum Vorgehen, zur Erlebnis- und Handlungsorientierung etc. vorbereitet. In Zyklen von in der Regel sechs bis acht Terminen (Sechs Kernprozesse des *Hexaflex* plus Einleitung und Abschluss) wird der jeweilige Prozess in der Arbeit in der Gruppe kurz theoretisch eingeführt, aber vor allem anhand vieler Übungen in der jeweiligen Gruppensitzung erfahrungsnah erarbeitet, die gemachten Erfahrungen ausgewertet und eine Fortführung der Arbeit zwischen den Sitzungen vorbereitet.

Ebenfalls im Gruppensetting strukturierend anwendbar ist das sogenannte *Triflex* (Bewusstheit – Offenheit – Engagement; vgl. Harris 2009). Maximal flexibel ist schließlich eine freie Gestaltung der ACT-Gruppe im Sinne eines Tanzes zwischen den Kernprozessen (sozusagen eine »Hexadancing«-Gruppe). Typisch für eine Arbeit nach der ACT im Gruppensetting ist es auch, für die jeweilige Runde unterschiedliche Foki zu wählen, wie etwa bei einer Achtsamkeitsgruppe oder einer Wertegruppe. Es lässt sich aber auch hervorragend nach anderen Modellen der ACT in der Gruppe arbeiten, so etwa nach der Matrix (»Matrix«-Gruppe; vgl. Polk et al. 2016, ▶ Kap. 5.12, ▶ Kap. 6.5). Im Gruppenformat finden auch weitere Elemente klinischer Arbeit Anwendungen mit Hilfe der ACT, etwa kollegiale Intervisionsgruppen nach dem *Portland-Modell* (siehe https://dgkv.info/aktuelles/act-rft-co/intervision-in-gruppen-mit-dem-portland-modell, Zugriff am 27.09.2022) und ACT-basierte Supervisionsgruppen (vgl. Romanczuk-Seiferth 2021).

Allgemein lässt sich feststellen, dass sich die ACT ganz hervorragend für eine Umsetzung im Gruppensetting eignet, da die hohe Erfahrungs- und Handlungsorientierung in diesem Rahmen sehr gut methodisch zu realisieren ist. Das Gruppensetting bietet viel kreatives Potential für Übungen im Mehrpersonensetting. Damit dieser Rahmen so intensiv wie im Einzelsetting genutzt werden kann, ist allerdings auf eine eingehende Information der Gruppenteilnehmer:innen über das Vorgehen – idealerweise im Vorfeld der Gruppe – und das entsprechende informierte Einverständnis aller Beteiligten zu achten. Auch in diesem Zusammenhang ist es wichtig und hilfreich, wenn sich die Therapeut:innen in den Prozess und in Übungen etc. explizit einbeziehen, um als Rollenmodell zu dienen, mögliche Hemmungen in den Gruppenteilnehmer:innen abzubauen und eigene Erfahrungen aus dem Moment heraus einbringen zu können.

Merke

Die ACT ist aufgrund der störungsübergreifenden Konzeption und der erfahrungs- und handlungsorientierten Vorgehensweise sehr gut im Gruppensetting einsetzbar.

8.4 Besondere Chancen und Herausforderungen der ACT in der Anwendung bei Krankenhausbehandlungen

In einer Behandlung mit der ACT kommt der Arbeit an zentralen Kernprozessen mit dem Ziel des Aus- und Aufbaus psychischer Flexibilität eine wesentliche Rolle zu. Die prozesshafte und transdiagnostische Konzeption sind Merkmale, welche die ACT für die Anwendung in klinischen und institutionellen Settings besonders interessant macht. Die voll- und teilstationären Einheiten in psychiatrischen und psychosomatischen Abteilungen bieten in der Regel Behandlungen für sehr heterogene Gruppen von Patient:innen an. Komorbiditäten bilden eher die Regel als die Ausnahme. In Kliniken sind also Patient:innen von ganz unterschiedlichen und häufig mehreren Problemen und Erkrankungen betroffen. Allein dieser Umstand macht ein enges, störungsspezifisches Vorgehen im Alltag schwer umsetzbar. Da die ACT einen evidenzbasierten Behandlungsansatz darstellt, der flexibel bei verschiedenen Zielgruppen und auch Mehrfachbetroffenen angewandt werden kann, bieten sich viele Vorteile für klinische Behandlungssettings. Des Weiteren ist die Arbeit in Kliniken heutzutage durch eine hohe Arbeitsbelastung des Behandlungsteams gekennzeichnet (z. B. Drupp und Meyer 2019). Die Implementierung ACT-basierter Behandlungsansätze für die Patient:innen kann dabei indirekt auch dem Gesundheitsfachpersonal zugutekommen, denn Studien haben ergeben, dass das Wohlbefinden des Personals am Arbeitsplatz durch die Förderung psychischer Flexibilität deutlich gesteigert werden kann (Flaxman et al. 2013).

Gleichzeitig tun sich bei der Verwendung eines transdiagnostischen Verfahrens wie der ACT in Kliniksettings mögliche Widersprüche auf, die wir uns genauer ansehen wollen: Die kategorielle Klassifikation und Diagnostik von psychischen Erkrankungen, d. h. die konsentierte, gängige Beschreibung und Erfassung psychischer Zustände, die von der Norm abweichen, hat in Deutschland und vielen anderen westlichen Industrieländern eine inzwischen langjährige Tradition. Darüber hinaus hat die

Zuordnung des Problems der Patient:innen zu den festgelegten Störungskategorien versorgungsrechtliche Relevanz, d. h. anhand der erfüllten, jeweils gültigen Kriterien für eine psychische Erkrankung wird die Indikation für eine ärztliche bzw. psychotherapeutische Behandlung gestellt und damit die Kostenübernahme aus Ressourcen der Solidargemeinschaft, im Sinne des Krankenkassensystems, legitimiert. Auch wenn es wie bereits erwähnt (▸ Kap. 8.2) im Zusammenhang mit den Novellierungen der internationalen Klassifikationssysteme, wie *ICD-11* und *DSM-5*, eine Diskussion rund um ein kategoriales Denken versus kontinuierliche Konzepte zum Verständnis menschlichen Erlebens und Verhaltens gibt, so bleibt eine kategoriale und störungsorientierte Sicht das aktuell (noch) vorherrschende Konzept im Klinikalltag. Psychotherapeutische Behandlungskonzepte in klinischen Einrichtungen, Abteilungen oder Stationen fokussieren daher häufig auf bestimmte Störungsbilder. Damit verbunden ist auch die Hoffnung, homogenere Patient:innengruppen zu selektieren, denen dann eine möglichst »spezifische« Behandlung angeboten werden kann. Gerade in Kliniksettings zeigen sich aber an vielen Stellen die Grenzen einer störungsspezifischen Herangehensweise, wie oben bereits angesprochen beispielsweise aufgrund sehr heterogener Patient:innengruppen. Noch viel wesentlicher aber ist, dass die Arbeit mit der ACT in Kliniken auch das Potential für einen Perspektivwechsel im Umgang mit Menschen mit psychischen Erkrankungen und deren Therapie mit sich bringt: Im institutionellen Rahmen ist vielfach eine defizit- oder symptomfokussierte Sicht auf die Patient:innen dominant. Als Ziel der Behandlung gilt daher zumeist die Beseitigung oder Linderung der Symptome einer Störung. Zu den Grundhaltungen des ACT-Ansatzes zählt es hingegen, dass Leiden als Teil des menschlichen Erlebens und Verhaltens eingeordnet wird. Dies bedeutet auch, dass an einer Erkrankung zu leiden nicht per se bedeutet, dass mit der Person etwas nicht stimmt. Folglich dient im Verständnis der ACT eine Psychotherapie auch nicht primär dazu, Leiden zu eliminieren. Vielmehr fokussiert die Arbeit mit der ACT darauf, dass alle Menschen gleichermaßen von der Förderung psychischer Kernprozesse profitieren können, die ihnen mehr Flexibilität im Umgang mit den verschiedensten Herausforderungen ermöglichen, und so letztlich ein wertorientiertes Leben erlauben. Diese Sicht auf Menschen, psychische Störungen und deren Behandlung setzt gerade in Kliniksettings einen wichtigen Antidot zu der zumeist vorherrschenden, beschwerdefokussierten Sicht auf die Patient:innen.

Merke

Die therapeutische Arbeit mit der ACT kann häufig insbesondere in Kliniksettings einen Perspektivwechsel hin zu einer wertschätzenden und ressourcenorientierten Behandlung der Patient:innen fördern.

Auf den ersten Blick scheint die Arbeit mit der ACT in Kliniksettings also im Kontrast zum klassischen medizinischen Paradigma zu stehen, in dem Ärzt:innen bzw. Therapeut:innen die Aufgabe zukommt, Leiden bzw. die Erkrankung zu verhindern, zu lindern oder zu beseitigen. Nicht selten bringen auch Patient:innen diese Erwartungshaltung mit in die Behandlung. Gleichzeitig bietet sich eben gerade hier ein vielversprechender Perspektivwechsel für die Behandlung dieser Patient:innen in Kliniksettings, die ja nicht selten auch längere Leidensgeschichten und wiederholte Behandlungen hinter sich haben.

Hinsichtlich dieses möglichen Widerspruchs kann es sich auch als hilfreich erweisen, sich die philosophischen Grundlagen der ACT im sogenannten *funktionalen Kontextualismus* (siehe z. B. Gifford und Hayes 1999) zu vergegenwärtigen. Demnach können Erleben und Verhalten eines Menschen nur in dem jeweiligen Kontext funktional verstanden werden. Hiernach wird also die Frage nach dem »Wofür in welchem Kontext?« zentral, statt die Suche nach der einen, »richtigen« Sichtweise auf die Person. Die funktional-kontextualistische Perspektive kann also dazu beitragen, Dogmen zu reduzieren, was auch für die Zusammenarbeit verschiedener Menschen – wie in klinischen Teams – mehr Flexibilität und Ambiguitätstoleranz sowie kreatives Potential schafft (► Kap. 8.4.2).

Die Adaption, Anwendung und Evaluation der ACT in unterschiedlichen Kliniksettings insgesamt stellt eine wichtige neuere Entwicklung in diesem Feld dar (vgl. Romanczuk-Seiferth et al. 2021). Wünschenswert wäre es, dass mehr Menschen in unterschiedlichen Kliniksettings, bei denen andere Behandlungen vielleicht bisher nicht ausreichend wirksam waren, zukünftig von diesem potenziell hilfreichen Therapieansatz profitieren können.

8.4.1 Implementierung und konkrete Ausgestaltung der Behandlungen nach der ACT in Kliniksettings

Der Gestaltung des Implementierungsprozesses kommt in klinischen Teams eine besondere Bedeutung zu, unabhängig davon, welches gemeinsame Konzept Grundlage der Zusammenarbeit sein soll. Im Sinne der ACT kann dabei die Förderung der Bereitschaft des Teams hilfreich sein, eine gemeinsame Entdeckungsreise zu unternehmen. Dabei stehen deren Route und auch deren konkretes Ziel noch nicht fest, sondern werden durch das Team selbst mitgestaltet. Entsprechend geht es bei weitem nicht nur um die Vermittlung von theoretischem Wissen an das Team. Vielmehr steigt die Bereitschaft für einen neuen Therapieansatz und die Freude an der Sammlung von Erfahrungen, je direkter und hilfreicher die Teammitglieder den Ansatz aus ihrer persönlichen Sicht erleben. Eine erfolgreiche Implementierung ist daher umso wahrscheinlicher,

1. je leichter die theoretischen Grundlagen für alle Professionen verständlich und greifbar sind,
2. je handlungsnäher ein Therapiekonzept für die Teammitglieder im Patientenkontakt umsetzbar ist,
3. je klarer mehrere Mitarbeiter:innen verantwortlich in die Implementierung mit eingebunden sind,
4. je transparenter Personen auf Leitungsebene dies mittragen und fördern und
5. je deutlicher das neue Konzept und dessen Umsetzung als persönliche und gemeinsame Erfahrung für die Teammitglieder spürbar wird. Eine ACT-Implementierung umfasst hierzu zumeist eine Planungs- und Vorbereitungsphase, die eigentlichen Schulungen bzw. Trainings sowie die Phase der Aufrechterhaltung, Evaluation und Weiterentwicklung des Konzepts im konkreten Team (vgl. Burian 2021).

Die Implementierung eines bestimmten gemeinsamen Konzepts im Sinne einer Organisationsentwicklung, wie oben bereits angesprochen, bietet zudem neben der Einführung neuer Methoden die Möglichkeit zur Arbeit an den Werten des Teams und die Entwicklung einer gemeinsamen Haltung, was die Arbeitszufriedenheit der Teammitglieder deutlich steigern kann (Flaxman et al. 2013). Idealerweise werden alle Beteiligten, inklusive Dienstvorgesetzte und Abteilungsleitung, in einen wertorientierten Veränderungsprozess einbezogen (vgl. »Prosocial«-Prozesse; http://www.prosocial.world, Zugriff am 27.09.2022). Im Verlauf lassen sich so auch aufkommende Hindernisse, inhaltliche wie strukturelle, in Elementen der klinischen Arbeit, wie Team- und Fallbesprechungen (vgl. Schudel und Multamäki 2021) oder externe Unterstützung des Teams in Form von kontinuierlichen Supervisionen (vgl. Romanczuk-Seiferth 2021), ACT-basiert adressieren und sinnvoll handhaben.

Merke

Die Implementierung einer ACT-orientierten Behandlung in einem Kliniksetting umfasst neben der Vermittlung der wesentlichen Inhalte an das Team vor allem auch den aktiven Einbezug aller Teammitglieder, die Förderung persönlicher Erfahrungen des Teams mit der ACT und viele konkrete, praxisnahe Schritte hin zu der Anwendung der ACT bei Patient:innen und der Umsetzung im Team.

8.4.2 Die Arbeit mit der ACT im klinischen Team – Besonderheiten multidisziplinärer Anwendungen

Die ACT bedient sich eines breiten, flexibel handhabbaren und auf die Förderung von Kernprozessen ausgerichteten Methodenspektrum. Des Weiteren ist die starke Erfahrungs- und Handlungsorientierung der ACT ein Merkmal, das diesen Ansatz für eine teamweite, multiprofessionelle Anwendung prädestiniert.

Gleichzeitig stellt gerade auch eine multiprofessionelle Umsetzung therapeutischer Konzepte grundsätzlich eine Herausforderung dar. Damit ein Kliniksetting sein volles Wirkungspotential entfalten kann, müssen Therapeut:innen unterschiedlicher Professionen ein Selbstverständnis entwickeln, das impliziert, dass sie in diesem Setting primär nicht als Individuen arbeiten, sondern in sozialen Bezügen, aus denen sich auch unmittelbar therapeutische Möglichkeiten ergeben (Linden 2011). Unterschiedliche (therapeutische) Ausbildungen oder grundsätzliche Haltungen gegenüber Menschen mit psychischen Erkrankungen und deren Behandlung können dies erschweren. Ein gemeinsames Konzept wie die ACT kann hier eine Klammer bilden und für das Erschaffen eines gemeinsamen Mehrwerts – über die Wirkung der einzelnen Behandlungskomponenten hinaus – motivieren. Es stärkt zudem die Wertschätzung des Teams für die verschiedenen Perspektiven und therapeutischen Beiträge der Professionen, wenn sie eine gemeinsame konzeptionelle und sprachliche Basis haben, um sich über die Ziele, den Verlauf und die Fortschritte der Behandlungen der gemeinsamen Patient:innen auszutauschen. Die Implementierung eines bestimmten gemeinsamen Konzepts im Sinne einer Organisationsentwicklung, wie oben bereits angesprochen, bietet daher neben der Einführung neuer Methoden die Möglichkeit zur Arbeit an den Werten des Teams und die Entwicklung einer gemeinsamen Haltung.

Mit Blick auf eine multiprofessionelle Umsetzung der ACT ist aber besonders bedeutsam, dass die ACT in den wesentlichen Haltungen und der grundsätzlichen Idee der Förderung psychischer Flexibilität nicht ausschließlich psychotherapeutische Herangehensweisen benötigt. Dies kann das gesamte Team ermutigen, sich mit den jeweiligen eigenen und gut gelernten Methoden in die gemeinsame Arbeit nach der ACT einzubringen. Beispielsweise lassen sich emotionale oder kognitive Inhalte, gegen die eine Person immer wieder ankämpft, in der *Kreativtherapie* vergegenständlichen und damit externalisieren, was im Sinne der Kernprozesse Defusion sowie Akzeptanz genutzt werden kann. Auch die Arbeit an persönlichen Wichtigkeiten der Patient:innen, wie etwa beim Erstellen einer Wertecollage, zeigt, dass viel Potential in den kreativen, nichtsprachlichen Herangehensweisen dieser Professionen steckt. Ähnlich sind Spezifika aller Professionen gut in die Berufspraxis mit der ACT einzubringen. Für eine genauere Erläuterung finden sich Beiträge in der Literatur zur Umsetzung von ACT in Kliniksettings (Romanczuk-Seiferth et al. 2021) aus unterschiedlichen Perspektiven – im Detail aus Sicht der Ärzteschaft, der *psychologischen Psychotherapie* und der Pflege, für die *Ergo-* und *Kunsttherapie*, *Physiotherapie*, *Schmerztherapie* wie auch die *Tanz-* und *Bewegungstherapie.* Falls im Setting vorhanden, ist aber auch die Arbeit der *Musiktherapie* sowie der Sozialarbeit wichtig für eine multiprofessionelle Arbeit mit der ACT.

Merke

Da bei der Behandlung von Patient:innen mit der ACT die Förderung psychischer Flexibilität im Fokus steht, können sich – auf Basis einer ACT-orientierten gemeinsamen Grundhaltung – alle Mitglieder eines Behandlungsteams mit den jeweiligen besonderen Kompetenzen und Methoden aktiv und gestaltend in die gemeinsame Arbeit nach der ACT einbringen.

Das Konzept der ACT in multiprofessionellen Behandlungssettings kann aber auch mit Blick auf die Teams selbst hilfreich sein. Die Versorgung von Menschen mit psychischen oder psychosomatischen Erkrankungen in Krankenhäusern stellt eine hochkomplexe Aufgabe für die therapeutischen Teams dar. Die Patient:innen auf einer Station oder in einer Tagesklinik sind sehr heterogen – nicht nur aufgrund unterschiedlicher Erkrankungen, sondern auch mit Blick auf die Lebenssituationen, kulturellen Hintergründe, Altersstufen usw. Für die eigentliche therapeutische Arbeit in Institutionen und Kliniken kommt hinzu, dass Teams in diesem Bereich häufig über sehr begrenzte Zeit- und Personalressourcen verfügen und unter hohem Druck arbeiten müssen. Diese Anforderungen erfordern ein hohes Maß an eigener psychischer Flexibilität bei den Mitarbeiter:innen klinischer Einrichtungen. Mit Hilfe der ACT lässt sich diesen Herausforderungen aktiv begegnen, da der therapeutische Rahmen adaptiv und störungsübergreifend gestaltet werden kann und die wesentlichen Kernprozesse auch den Behandlungsteams selbst mittel- und langfristig zugutekommen. Damit dies gelingt, ist sicherlich auch eine suffiziente Supervision des klinischen Teams dienlich. Zu den Aufgaben der Supervision zählen hier die sachkundige Nutzung gemeinsamer Modelle, Konzepte und Methoden in der Behandlung, die Entwicklung einer gemeinsamen Sprache und die Klärung gemeinsamer Werte und Ziele im Team. Für die Fallarbeit sind zudem die Entwicklung eines gemeinsamen Fallverständnisses und Behandlungskonzepts für die jeweilige Person im Sinne der ACT als Aufgabe zu nennen. Falls es möglich ist, bietet eine direkt an den ACT-Konzepten orientierte Supervision besondere Potentiale für die Weiterentwicklung des Behandlungsangebots und des Teams im Kliniksetting (vgl. Morris und Bilich-Eric 2017; Romanczuk-Seiferth 2021).

Zusammenfassend lässt sich festhalten, dass die ACT sich gut für die Anwendung in verschiedensten Einsatz- und Behandlungssettings adaptieren lässt. Ein wichtiges und gut untersuchtes Anwendungssetting der ACT ist die Einzeltherapie. Auf Basis einer vertrauensvollen therapeutischen Beziehung lässt sich die intensive erfahrungs- und handlungsnahe Arbeit nach der ACT gut umsetzen. Das Vorgehen beinhaltet dabei typische Elemente, folgt aber dem individuell erstellten Behandlungsplan. Im Gruppensetting finden sich unterschiedlich strukturierte Anwendungsformen der ACT. Weit verbreitet sind solche Angebote, die sich zur Vermittlung der ACT-Prinzipien und der gemeinsamen therapeutischen Übungen am *Hexaflex*-Modell der ACT orientieren. Die Anwendung des ACT-Ansatzes stellt in einem Klinikkontext eine besondere Herausforderung dar, da in institutionellen Settings häufig eine defizit- bzw. symptomfokussierte Sicht auf die Patient:innen vorherrschend ist. Gleichzeitig ist die ACT aufgrund des Fokus auf die Förderung psychischer Flexibilität und die Art des Vorgehens prädestiniert für den Einsatz in der therapeutischen Arbeit mit multiprofessionellen Teams in klinischen Settings.

9 Die therapeutische Beziehung

Die therapeutische Beziehung ist das Fundament für die wirksame Implementierung der sechs Kernprozesse. ACT-Therapeut:innen sind Modelle für Patient:innen und treten daher in Kontakt mit ihren eigenen Gedanken, Gefühlen und Erinnerungen, welche während der Sitzung auftauchen können. Während der Sitzungen verstärken sie zudem hilfreiches Verhalten aufseiten der Patient:innen, zeigen auf, wenn wenig hilfreiches Verhalten auftritt, und erarbeiten gemeinsam mit den Patient:innen alternative Verhaltensweisen. Die respektvolle und einfühlsame Arbeit auf Augenhöhe stärkt zudem die therapeutische Allianz zwischen Therapeut:innen und Patient:innen (Walser und O'Connell 2021; Wilson und Sandoz 2008).

9.1 Auf Augenhöhe

Auch Therapeut:innen haben die Tendenz, Probleme gleich lösen zu wollen, sie sitzen somit im selben Boot wie die Patient:innen (Harris 2006). Da Patient:innen jedoch mit Problemen in die Therapiesitzung kommen, besteht die Gefahr, die Patient:innen als Probleme zu sehen, welche gelöst werden müssen. Die Fragen, welche sich Patient:innen in der Therapie stellen, stellen sich somit auch Therapeut:innen: Was, wenn das Problemlösen nicht hilft? Was, wenn konkret das Problemlösen der Therapeut:innen den Patient:innen nicht hilft? Paradoxerweise entstehen mehr Möglichkeiten innerhalb der therapeutischen Beziehung, wenn der Fokus weniger auf das Problemlösen bzw. auf die Veränderung gerichtet ist, sondern auf das Loslassen der Veränderung (Wilson und Sandoz 2008). In der ACT ist die therapeutische Allianz geprägt von der Zusammenarbeit zwischen Patient:innen und Therapeut:innen, daher ist die therapeutische Allianz auch ein beidseitiger Lern- und Formprozess (Walser und O'Connell 2021). Eine solche Haltung ebnet die Hierarchie zwischen Patient:innen und Therapeut:innen merklich ein. Dies führt zu einer horizontalen Sichtweise, welche eine Begegnung auf Augenhöhe ermöglicht und zu einem stärkeren Gefühl der Verbundenheit führt (Lotz 2016).

9.1.1 Patient:innen als Expert:innen

ACT-Therapeut:innen schaffen gemeinsam mit Patient:innen einen sicheren Raum und Kontext für Veränderung. In diesem können Patient:innen mit einer von Neugier geprägten Haltung neue Verhaltensweisen erlernen, während die ACT-Therapeut:innen als Modelle für den Einsatz der psychischen Flexibilität fungieren (Walser und O'Connell 2021). Auch hier wird der allgemeinen menschlichen Erfahrung Rechnung getragen: Patient:innen wie auch Therapeut:innen werden mit denselben Dilemmas konfrontiert (Walser und O'Connell 2021). Jedoch können nur die Patient:innen den Therapeut:innen dabei helfen, die Welt aus ihrer Position zu erleben. Nur Patient:innen selbst können hier die Expert:innen sein, Therapeut:innen bieten mit Hilfe ihrer erlernten Fähigkeiten und ihrer Ausbildung lediglich Unterstützung, damit die Patient:innen ein erfülltes Leben führen können (Wilson und Sandoz 2008). Es ist außerdem essenziell, respektvoll und einfühlsam zu sein. Um Erlaubnis zu bitten (z. B. »Sind Sie einverstanden, XY auszuprobieren?«) oder nachzufragen, um etwas besser zu verstehen (z. B. »Helfen Sie mir bitte, das wirklich zu verstehen.«) sind beispielhafte Möglichkeiten, Patient:innen mehr Kontrolle zu geben. Gleichzeitig wird die gemeinsame Arbeit (im Gegensatz zur Arbeit von Therapeut:innen an Patient:innen) und die eigene Erfahrung von Patient:innen betont – und aus diesen entsteht die Verhaltensveränderung (Wilson und Sandoz 2008).

Merke

In der ACT gilt das Prinzip der Therapie auf Augenhöhe und Patient:innen werden als die einzigen Expert:innen für ihre eigene Erfahrung anerkannt.

9.1.2 Funktion vor Form

Die konkrete Form der therapeutischen Beziehung spielt eine untergeordnete Rolle, was bedeutet, dass auf dem Spektrum von oberflächlich und unkompliziert bis vertraut und tiefgründig alles möglich ist. Natürlich ist eine professionelle Arbeitsweise mit Patient:innen essenziell, während der Umgang mit Patient:innen echt und authentisch sein sollte (Vilardaga und Hayes 2009). Wichtiger ist, dass die Beziehung die therapeutische Arbeit und die Arbeit an Zielen und Werten ermöglicht. Beiden Parteien soll es möglich sein, gemeinsam Ziele und Werte zu erarbeiten und auf der Grundlage dieser die therapeutische Beziehung aufzubauen (Vilardaga und Hayes 2009). Daher ist nicht nur Flexibilität in der Gestaltung der Beziehung zwischen Patient:innen und Therapeut:innen wichtig, sondern auch eine Einigung über Ziele und Werte zwischen Patient:innen und Therapeut:innen, da diese maßgeblich zur Gestaltung der Beziehung beitragen werden. Andernfalls kann Verwirrung entstehen (Vilardaga und Hayes 2009).

9.2 ACT-Therapeut:innen als Modell, Unterstützung und Verstärkung

ACT basiert, wie bereits mehrfach beschrieben, unter anderem auf der Philosophie des *funktionellen Kontextualismus*. Während der Sitzungen sind für ACT-Therapeut:innen vor allem zwei Arten von Verhalten (inkl.

Denken, Fühlen und Erinnern) wichtig: Hilfreiches Verhalten und wenig hilfreiches Verhalten (Harris 2013). Bei hilfreichem Verhalten ist Verstärkung aufseiten der ACT-Therapeut:innen wichtig. Bei wenig hilfreichem Verhalten sind das sanfte Aufzeigen und konsequente Unterbrechen dieses Verhaltens wichtig, während alternatives, hilfreiches Verhalten verstärkt werden soll (Harris 2013). ACT versteht Leiden als ein allgegenwärtiges Phänomen, welches Patient:innen sowie auch Therapeut:innen betrifft (Vilardaga und Hayes 2009). Die »Kletterfelsen«-Metapher bildet die therapeutische Haltung in der ACT anschaulich ab (engl.: Two Mountains metaphor; Hayes et al. 2003, S. 12; siehe sonst auch ▶ Kap. 2.1 (Kasten) für eine genauere Ausführung der Metapher).

Diese »Kletterfelsen«-Metapher verdeutlicht einerseits, dass ACT-Therapeut:innen in schwierigen Situationen Hilfe bieten können, die Patient:innen jedoch selbst den Weg gehen bzw. den Berg erklimmen müssen. Andererseits betont sie die Allgegenwärtigkeit des Leidens und dass Therapeut:innen mit denselben Hürden wie Patient:innen kämpfen. Es ist daher für ACT-Therapeut:innen nicht nötig, in exakt derselben Weise auf dem Berg der Patient:innen gewesen zu sein, um ihnen helfen zu können, da viele Hürden auf diesem Berg auch ACT-Therapeut:innen bekannt sein werden. Es bedingt jedoch, dass ACT-Therapeut:innen mit ihren eigenen Erfahrungen in Kontakt treten (Vilardaga und Hayes 2009).

9.2.1 Modellieren eigener psychischer Flexibilität

ACT-Therapeut:innen sind Modelle für Patient:innen und sind daher dazu angehalten, in ACT-konsistenter Weise Verantwortung für ihr Verhalten in den Therapiesitzungen wahrzunehmen (Walser und O'Connell 2021) und ihr eigenes Erleben in den Therapiesitzungen zu offenbaren, wenn es den Patient:innen dient (Bricker und Tollison 2011; Safran und Muran 2000). Die Beobachtung des eigenen Verhaltens während der Sitzungen ist daher wichtig, denn auch bei ACT-Therapeut:innen kann während der Sitzung wenig hilfreiches Verhalten (inkl. wenig hilfreicher Gedanken, Gefühle und Erinnerungen) auftauchen. Hier defusionieren wir von unserem eigenen, wenig hilfreichen Gedanken und kommen mit unserer Aufmerksamkeit zu den Patient:innen zurück, während wir eine offene und neugierige Haltung einnehmen. Auch wir geben eigenem Unbehagen Raum und bleiben in Kontakt mit unseren Werten als ACT-Therapeut:innen (Harris 2013). ACT-Therapeut:innen, welche das *Hexaflex* auch auf ihr eigenes Verhalten während der Sitzungen anwenden, sind sensibler gegenüber Veränderungen im Verhalten der Patient:innen. Dies kann entsprechend rückgemeldet und gemeinsam mit den Patient:innen reflektiert und somit besser erkannt oder unterschieden werden (Wilson und Sandoz 2008).

9.2.2 Prozesse anstoßen und Fähigkeiten unterstützen

Während der Sitzungen soll die psychische Flexibilität bewusst angeregt und geübt werden (Harris 2013). Patient:innen sollen also während der Sitzungen üben können, achtsam, offen und engagiert zu sein. Dies kann einerseits durch strukturierte, formelle Übungen geschehen. Beispiele hierfür sind physische (körperliche) Metaphern, verbale (beschreibende) Metaphern, Arbeitsblätter, fähigkeitsspezifische Übungen (z. B. Gedanken verfremden, um Defusion zu üben oder dem Verstand danken, um Akzeptanz zu üben), sowie erlebnisbasierte Übungen (z. B. achtsame Atemübungen). Andererseits können ACT-Therapeut:innen Prozesse und Fähigkeiten durch Bemerken und Kommentieren anstoßen. Akzeptanz könnte beispielsweise folgendermaßen angeregt werden: »Wie reagieren Sie gerade auf dieses Gefühl? Kämpfen Sie dagegen an? Können Sie den Kampf fallen lassen?« Defusion könnte mit Hilfe des folgenden Satzes geübt werden: »Bemerken Sie, was Ihr Verstand Ihnen gerade sagt?« In Bezug auf die Verbindung zu den eigenen Werten können Patient:innen beispielsweise folgendermaßen unterstützt werden: »XY scheint Ihnen sehr wichtig zu sein. Was daran ist speziell wichtig für Sie?« (Harris 2013).

Strukturierte, formelle Übungen sowie Bemerken und Kommentieren überschneiden sich oft (Harris 2013). Während beide Möglichkeiten durch die ACT-Therapeut:innen während der Sitzung angestoßen werden können, können sie auch von den Patient:innen außerhalb der Sitzungen individuell geübt werden und eignen sich somit auch als Hausaufgabe.

9.2.3 Markieren und verstärken

Wenn Patient:innen während der Sitzungen Anzeichen verstärkter psychischer Flexibilität zeigen, sollten diese in diesem Moment von ACT-Therapeut:innen markiert und verstärkt werden. Nachfolgend sind beispielhaft verschiedene Möglichkeiten aufgelistet (gemäß Harris 2013):

- Den Patient:innen auf ermutigende oder anerkennende Weise rückmelden, was beobachtet wurde: »Haben Sie das bemerkt? Wie Sie es geschafft haben, mit Ihrer Aufmerksamkeit zum Gespräch zurückzukommen, auch mit diesem Schmerz? Ich bin beeindruckt, das war bestimmt nicht einfach!«
- Neugierig sein und nachfragen, wie genau sie die Durchführung eines bestimmten Verhaltens geschafft haben: »Eben noch schienen Sie sehr mit Ihren Gedanken verschmolzen, nun jedoch scheinen Sie sich von diesen Gedanken gelöst zu haben. Ist Ihnen das auch aufgefallen? Wie haben Sie das gemacht?«
- Die Patient:innen fragen, ob sie bemerken, was sie gerade tun und welchen Effekt dieses Verhalten hat: »Bemerken Sie, was Sie gerade tun? Gerade schienen Sie abgelenkt, nun scheinen Sie sehr präsent. Welchen Unterschied macht es für Sie, im Hier und Jetzt präsent zu sein? Gibt es weitere Situationen, in welchen Sie ebenfalls merken, dass Sie präsent sind?«
- Den Patient:innen mitteilen, was ihr aktuelles Verhalten in uns auslöst oder welchen Effekt es auf die therapeutische Beziehung hat: »Zu sehen, wie Sie sich mit Ihren Werten auseinandersetzen, finde ich sehr berührend.« oder »Ich habe den Eindruck, Sie sind gerade sehr engagiert und sehr präsent.«

Die verschiedenen Arten der Markierung und Verstärkung können auch ineinandergreifen und sich vermischen. Hier gilt es jedoch, zu beachten, dass oben genannte Beispiele nicht immer gleich verstärkend wirken, oder sogar Fusion oder Vermeidung auslösen können. Verschiedene Interventionen sind nicht für alle Verhaltensweisen oder Patient:innen gleich verstärkend. Da im Voraus jedoch lediglich Vermutungen gemacht werden können, welche Interventionen wie verstärkend wirken, ist es fundamental, dass wir unsererseits wiederum achtsam beurteilen, welchen Effekt eine Intervention hatte (Harris 2013).

Oft wirken Therapeut:innen in solchen Situationen nicht nur verstärkend, sondern sind gleichzeitig Modelle für Patient:innen. Dies, indem wir aufzeigen, wie im Alltag – beispielsweise während eines Gesprächs – Achtsamkeit, Offenheit und engagiertes Handeln möglich sein kann. So können Patient:innen ermutigt werden, auch außerhalb der Therapiesitzungen die sechs Fähigkeiten des *Hexaflexes* zu üben (Harris 2013).

Merke

ACT-Therapeut:innen sind sich ihrer Modellfunktion gegenüber den Patient:innen bewusst und wenden die Prinzipien der psychischen Flexibilität auf eigenes Verhalten an. Während der Sitzung markieren und verstärken ACT-Therapeut:innen hilfreiches Verhalten aufseiten der Patient:innen, während wenig hilfreiches Verhalten aufgezeigt und dieses respektvoll unterbrochen wird. Das direkte Anstoßen entsprechender Prozesse fördert das Üben dieser innerhalb der Sitzung und ist ein weiterer wichtiger Bestandteil der Therapie.

9.3 Das ACT-Hexaflex auf Therapeut:innen angewendet

Da wir als ACT-Therapeut:innen in Bezug auf die Tendenz des Problemlösens im selben Boot sitzen wie die Patient:innen (Harris 2006; Wilson und Sandoz 2008), ist es sehr wichtig, das ACT-*Hexaflex* nicht nur auf die Patient:innen anzuwenden, sondern auch auf uns selbst (Vilardaga und Hayes 2009). Was bedeutet es nun konkret, während der Sitzungen in Kontakt zu treten mit eigenen Gedanken, Gefühlen und Erinnerungen? Prinzipiell ist es nichts anderes als das, was wir mit Patient:innen versuchen zu üben. In ▶ Tab. 9.1 ist dies am Beispiel von Frau U. (▶ Kap. 6) aufgeführt (Vilardaga und Hayes 2009):

Tab. 9.1: Prozesse während der Sitzung, am Beispiel einer Erzählung eines schmerzhaften Erlebnisses (Fallbeispiel Frau U.) (in Anlehnung an Vilardaga und Hayes 2009)

Prozesse/ Fähigkeiten	Allgemeine Beschreibung	Beispiele	
		Patientin	**Therapeutin**
Achtsamkeit	Ich bin mir meiner eigenen Emotionen, Reaktionen, Gedanken, Wünsche etc. und ihrer Fluktuationen bewusst. Ich bin mir ebenfalls der Geräusche, Farben, Gerüche etc. im Raum bewusst. Ich bin mir der Reaktionen, Gesten und Bewegungen meines Gegenübers bewusst.	Ich nehme bewusst den Schmerz wahr, der in mir auftaucht, wenn ich von diesem Erlebnis erzähle. Ich nehme die Farben im Therapiezimmer bewusst wahr.	Ich nehme bewusst die Bewegungen von Frau U. wahr, während sie von einem schmerzhaften Erlebnis erzählt. Ich nehme bewusst meine eigene Reaktion auf das Gehörte wahr.
Akzeptanz	Ich bin bereit, unangenehmen Gefühlen und Gedanken Raum zu geben.	Ich gebe dem Schmerz, der beim Erzählen dieses Erlebnisses aufkommt, Raum.	Ich gebe meiner emotionalen Betroffenheit, welche beim Zuhören von Frau Us Erzählung aufkommt, Raum.
Defusion	Ich kann mich von Gefühlen, Gedanken und Urteilen lösen und nehme ihnen gegenüber eine relative Haltung an.	Ich mache mir bewusst, dass der Gedanke »Ich kann das nicht« ein Gedanke ist. Er muss nicht die absolute Wahrheit darstellen und ist daher relativ.	Ich mache mir bewusst, dass der Gedanke »Ich hoffe, meine Betroffenheit nimmt nicht Überhand« ein Gedanke ist. Er muss nicht die absolute Wahrheit

Tab. 9.1: Prozesse während der Sitzung, am Beispiel einer Erzählung eines schmerzhaften Erlebnisses (Fallbeispiel Frau U.) (in Anlehnung an Vilardaga und Hayes 2009) – Fortsetzung

Prozesse/ Fähigkeiten	Allgemeine Beschreibung	Beispiele	
		Patientin	**Therapeutin**
			darstellen und ist daher relativ.
Werte	Ich trete in Kontakt mit dem, was mir im Leben wichtig ist.	Ich möchte eine gute Tochter sein.	Ich möchte eine gute Therapeutin sein.
engagiertes Handeln	Ich setze mich – innerhalb und außerhalb der Therapiesitzungen – dafür ein, was mir im Leben wichtig ist.	Weil ich eine gute Tochter sein möchte, bin ich in dieser Therapiesitzung. Ich möchte einen Umgang mit Gedanken, Gefühlen und Erinnerungen erlernen, der mir ermöglicht, bedeutsame Interaktionen mit meiner Familie zu erleben.	Weil ich eine gute Therapeutin sein möchte, höre ich Frau U. achtsam zu. Ich möchte ihr helfen, verstärkt ein Leben im Einklang mit ihren Werten zu führen.
Selbst-als-Kontext	Ich nehme mein Gegenüber und mich selbst als eine konstante und unveränderliche Perspektive wahr, welche Gefühle und Gedanken wahrnimmt und Ereignisse erlebt.	Der Schmerz, den ich spüre, die Gedanken, die ich wahrnehme, sind Teil meines Erlebens. Ich nehme wahr, wer sie wahrnimmt.	Die Betroffenheit, die ich spüre, die Gedanken, die ich wahrnehme, sind Teil meines Erlebens. Ich nehme wahr, wer sie wahrnimmt.

10 Evidenz zu der ACT

Die wissenschaftliche Literatur rund um die ACT und ihre Bestandteile ist in den Jahren seit der Veröffentlichung des ersten Werkes exponentiell gewachsen (Hayes, Strosahl und Wilson 1999). Bis heute sind über 1.000 randomisierte kontrollierte Studien veröffentlicht worden (ACBS 2023). Diese Studien decken die gesamte Bandbreite der diagnostischen Klassifikation ab und erstrecken sich auf zahlreiche weitere Bereiche. Unser kürzlich durchgeführtes Review von Meta-Analysen hat gezeigt, dass die ACT bei über 12.000 Teilnehmenden den Wartekontroll- und Placebo-Bedingungen statistisch signifikant überlegen sowie im Vergleich mit aktiven Vergleichsbedingungen wie der kVT (Kognitive Verhaltenstherapie) gleichwertig – und gelegentlich besser – ist (Gloster et al. 2020). Dies gilt für zahlreiche Diagnosen (z.B. Depression, Angst, Substanzkonsum, chronische Schmerzen, andere transdiagnostische Vergleiche) und Outcomes (Symptome, Wohlbefinden, psychische Flexibilität, Funktionsfähigkeit, Lebensqualität). Bis zum heutigen Tag wurden unseres Wissens in der Literatur weder Kontraindikationen noch iatrogene Effekte berichtet, wobei Letztere bisher nicht systematisch untersucht wurden.

Merke

Nach den derzeitigen empirischen Erkenntnissen ist die ACT bei einem breiten Spektrum psychischer Störungen wirksam.

Entsprechend der vielschichtigen theoretischen Grundlage der ACT (d.h. Verhaltensanalyse, Evolution usw.) ist die empirische Literatur zur ACT vielfältig und mit Bereichen verknüpft, die über die Psychotherapie hinausgehen (was der Grund dafür ist, dass die ACT je nach Kontext hin und wieder auch unter dem Begriff *Akzeptanz- und Commitment-Training* aufgeführt wird). Dies ist beabsichtigt: Die kontextuelle Verhaltenswissenschaft legt als eines ihrer Ziele fest, dass Vorhersage *und* Beeinflussung präzise sein, einen Umfang haben und über die Tiefe der Analysen hinweg konsistent sein sollten (▶ Kap. 3).

Die Forschung zur Bezugsrahmentheorie (RFT; Hayes, Barnes-Holmes und Roche 2001) ist einer der wichtigsten Bereiche der kontextuellen Verhaltenswissenschaft (▶ Kap. 1). Obwohl eine gründliche Übersicht über die Literatur der Bezugsrahmentheorie hier den Rahmen sprengen würde, ist es wichtig zu erwähnen, dass die diesbezüglichen wissenschaftlichen Bemühungen weiterhin zu neuen Implikationen und Anwendungen der Theorie forschen. Zum Beispiel wurde begonnen, die multidimensionale Natur des relationalen Reagierens zu kategorisieren (Barnes-Holmes et al. 2017); Analogien und Metaphern werden als verbindende Instanzen komplexer relationaler Netzwerke untersucht (Foody et al. 2014); Kohärenz wird als verhaltensformende Konsequenz untersucht (Hughes und Barnes-Holmes 2011); relationales Framing wird als Möglichkeit zur Beeinflussung der Intelligenz erforscht (Cassidy et al. 2016); und viele andere Bereiche mehr (siehe weitere Ausführungen in Hayes et al. 2021). Obwohl einige dieser Studien nur einen indirekten Bezug zu ACT haben, erklären diese Erkenntnisse die Zusammenhänge, die zu Verhalten führen (einschließlich, aber nicht beschränkt auf klinische Phänomene). Dies wiederum kann Kliniker:innen dabei helfen, die Therapie mit größerer Präzision anzugehen. Beispielsweise die Tatsache zu erkennen, dass Kohärenz als Verstärker fungieren kann, kann viele Gespräche des klinischen Alltages erhellen und den Therapeut:innen dabei helfen, besser zu verstehen, warum sich Patient:innen beispielsweise dagegen sträuben, etwas Neues auszuprobieren (nämlich, weil es zu einem Mangel an Kohärenz führen würde). Die Fähigkeit zur Kohärenz beim Planen von Verhalten ist Klient:innen wahrscheinlich unbekannt, kann aber für Kliniker:innen sehr hilfreich sein.

Ein weiterer wichtiger Aspekt der kontextuellen Verhaltenswissenschaft ist die experimentelle Untersuchung therapeutischer Prozesse. In Laboruntersuchungen wurde versucht, therapeutische Prozesse zu isolieren, um besser zu verstehen, wie sie in verschiedenen Kontexten wirken. So wurde beispielsweise die Wirkung von ACT-Prozessen (Akzeptanz, Defusion, Werte usw.) auf experimentell induziertes Unbehagen (z. B. akuter Schmerz, mit Kohlendioxid angereicherte Luft, ein emotionsauslösender Film) mit anderen möglichen Reaktionsarten wie Unterdrückung oder Ablenkung verglichen (z. B. Levitt et al. 2004; Luciano et al. 2010; Creswell et al. 2005; Gloster et al. 2019). Die rigorose Aufarbeitung dieser Literatur in Übersichtsarbeiten (Gloster et al. 2012) und Meta-Analysen (Levin et al. 2012) ergab, dass diese experimentellen Manipulationen klinisch verwandter Verfahren weitgehend mit der ACT-Theorie übereinstimmen. Zusammengenommen unterstützen diese experimentellen Studien weitgehend die Behauptung, dass ACT-Prozesse tatsächlich aktive Bestandteile der Psychotherapie sind.

Forschungsarbeiten haben zahlreiche weitere Kontexte, Komponenten oder Beziehungen der ACT und allgemeiner der kontextuellen Verhaltenswissenschaft untersucht. Eine Studie untersuchte die ACT beispielsweise im allgemeinen Kontext öffentlicher Gesundheit. So wurde syrischen Flüchtlingen ein auf Cartoons basierendes Selbsthilfebuch ausgehändigt, das auf ACT-Inhalten beruht. Diese Intervention führte zu einer geringeren Anzahl psychischer Störungen, einer geringeren Anzahl von Depressionen und einer höheren Lebensqualität sechs Monate nach der Intervention (Acarturk et al. 2022). Epidemiologische Studien fanden zudem heraus, dass psychische Flexibilität die Beziehung zwischen täglichem Stress sowie psychischer und körperlicher Gesundheit in der Allgemeinbevölkerung moderiert. Untersuchungen biologischer Korrelate stellten Zusammenhänge sogar auf der Ebene genetischer Polymorphismen fest (Gloster et al. 2015). Mit Hilfe von Event-Sampling-Methoden (d. h. der mehrmaligen Befragung von Menschen in ihrem natürlichen Umfeld – in der Regel unter Verwendung von Technologien wie Smartphones) konnte ermittelt werden, wie und wann Patient:innen, die eine ACT erhielten, die erlernten Prozesse nutzen (ein Beispiel dafür, wie Event-Sampling-Methoden zur Untersuchung spezifischer ACT-Prozesse eingesetzt werden können, ist Villanueva et al. 2019 zu entnehmen). Psychische Flexibilität erleichtert es beispielsweise, sich an sinnvollen sozialen Interaktionen zu beteiligen – selbst wenn das Stresslevel hoch ist (Gloster, Hoyer et al. 2021); Patient:innen sind eher bereit, wertorientiert zu handeln, wenn sie in einen sozialen Kontext eingebettet sind (Villanueva et al. 2020); psychische Flexibilität steht in Zusammenhang mit mehr Bewegung während des Tages, was wiederum mit dem Wohlbefinden zusammenhängt (Gloster, Meyer et al. 2021). Training der psychischen Flexibilität in Form einer Mikrointervention (eine 10–15-minütige Intervention) erhöht nachweislich die Kooperation und verringert den Egoismus bei Paaren (Gloster, Rinner und Meyer 2020). ACT-Interventionen sind zudem in zahlreichen anderen Bereichen untersucht worden: am Arbeitsplatz, in Schulen, in Hochschulgruppen, bei Lehrer:innen und sogar in der Ausbildung von Therapeut:innen, um nur einige aufzuführen. Wenngleich gegenwärtig noch viel über die kontextuellen Bedingungen gelernt wird, die die Förderung der psychischen Flexibilität erleichtern, sind die bisherigen Daten auf bemerkenswerte Art und Weise unterstützend für das übergreifende Modell.

Merke

Die ACT basiert auf einer grundlegenden Analyse des menschlichen Denkens und Verhaltens. Entsprechend dieser Grundlage werden die von der ACT abgeleiteten Prozesse auch in vielen nicht-traditionellen und nicht-klinischen Bereichen wirksam eingesetzt.

So wichtig empirische Belege auch sein mögen, sie sind nicht die einzige Quelle der Evidenz: Klinische Erfahrungen liefern ebenfalls valide Informationen über den Nutzen eines Modells. Die Schwierigkeit besteht darin, solche Belege systematisch zu erfassen, so dass sie korrekt wiedergegeben werden können. Obwohl wir uns dieser Komplikation bewusst sind, hoffen wir, dass die Leser:innen uns dennoch erlauben, an dieser Stelle einige anekdotische Nachweise zu präsentieren. Das ACT-Modell verlangt von den Therapeut:innen, dass auch sie ihre Denkmuster untersuchen. Obwohl dies manchmal herausfordernd sein kann, gibt es Hinweise darauf, dass dies zu besseren Ergebnissen im Vergleich zu einem kVT-Training führt, wenngleich sich Teilnehmende weniger selbstbewusst fühlten als kVT-Teilnehmende (Lappalainen et al. 2007). Die ACT geht auch davon aus, dass Leiden ein normaler Bestandteil der menschlichen Existenz ist, der in unseren verbalen und kognitiven Fertigkeiten verankert ist. Folglich empfinden viele Patient:innen diese Herangehensweise als einen ehrlichen

Ansatz, der die Arbeit zwischen Therapeut:in und Patient:in auf eine gleichberechtigte Basis stellt – eine Methode, die sie nicht als krank oder gebrochen abstempelt. In Kombination mit erfahrungsorientierten Übungen, die Betroffenen helfen, flexibler zu reagieren, wird dies von vielen Patient:innen als befreiend empfunden. Schließlich kann die Arbeit mit persönlichen Werten in der ACT sehr bedeutungsvoll und berührend sein. Tatsächlich ist es dieses Element, auch wenn es oft schwierig ist, das die Veränderung lohnend macht. Im Gegenzug kann diese Art der Arbeit sowohl für Betroffene als auch für Behandler:innen sehr lohnend sein.

11 Institutionelle Verankerung

Die *Association for Contextual Behavioral Science* (*ACBS*; www.contextualscience.org) zählt weltweit mehr als 9.000 Mitglieder und ist sozusagen der internationale Dachverband der ACT und des kontextuellen Ansatzes innerhalb der Kognitions- und Verhaltenswissenschaft. Die ACBS wurde in den USA gegründet, existiert seit 2005 und setzt sich für die wissenschaftliche und praktische Umsetzung und Weiterentwicklung der ACT und der weiteren, zuvor in diesem Buch beschriebenen, daran anlehnenden theoretischen und klinischen Weiterentwicklungen ein. Die ACBS-Community setzt sich aus internationalen Forscher:innen, Wissenschaftler:innen, Praktiker:innen aus Medizin und Psychologie, sowie weiteren Fachpersonen zusammen, die sich als gemeinsame Einheit folgende Werte gegeben haben: Kollegialität, Offenheit, Großzügigkeit, Selbstkritik, Anti-Diskriminierung und gegenseitige Unterstützung. Diese Gemeinschaft hat als Vision, zur Linderung menschlichen Leids und zur Förderung menschlichen Wohlbefindens auf der Grundlage kontextueller Verhaltenswissenschaft in Forschung und Praxis beizutragen. Hierfür möchte sie schließlich eine dynamische Interaktion zwischen Grundlagen und angewandter Forschung fördern, die kontextbezogene Verhaltenswissenschaft verbreiten, die Theorie und Praxis unter Anwendung der bestmöglichen wissenschaftlichen Kriterien weiterbringen, sowie alle Mitglieder unterstützen, die sich an dieser Arbeit beteiligen möchten. Jedes Jahr versammelt sich die ACBS auf einem großen internationalen Jahreskongress. Ein absolutes Jahreshighlight, das jede:r praktizierende:r ACT-Anwender:in einmal erlebt haben sollte. Seit einigen Jahren führt die ACBS zudem ein eigenes internationales und anerkanntes wissenschaftliches Peer-Review-Journal, das *Journal of Contextual Behavioral Science*, dessen großartiger

Erfolg sich in einem sich stetig verbessernden Impact Factor abzubilden scheint.

Die *Deutschsprachige Gesellschaft für kontextuelle Verhaltenswissenschaften e.V.* (*DGKV*; www.dgkv.info) ist eine Untergesellschaft der ACBS, welche sich speziell im deutschsprachigen Raum engagiert. Die DGKV e.V. priorisiert speziell die Leitwerte Gemeinsamkeit, Offenheit und Engagement, und möchte über diese im deutschsprachigen Raum das Zusammenwirken von Sozialwissenschaft und Praxis der sozialen Unterstützung fördern. Zudem möchte sie über die Psychotherapie hinaus auch Initiativen des alltäglichen Zusammenlebens unterstützen, die Menschen dabei helfen, eine lebenswerte Zukunft zu schaffen, zukünftige Herausforderungen anzunehmen und diesen mit Bereitschaft begegnen, sowie sich in laufende Prozesse engagiert einklinken, um weitere Verläufe mitzubestimmen.

Auf internationaler Ebene (und speziell im englischsprachigen Raum) möchte die ACBS zudem den Kontakt zwischen Praktiker:innen, Forschenden, aber auch Weiterbildungsinteressierten und Therapiesuchenden herstellen. Gleichermaßen tut es auch die DGKV e.V. für den deutschsprachigen Raum. Sie bringt Menschen mit gleichen Interessen zusammen (in sogenannten »Spezielle-Interessen-Gruppen« – SIGs;) und vermittelt Therapeut:innen und Weiterbildner:innen sowie informiert über Veranstaltungen, Kongresse und Weiterbildungsangebote.[2] Die vielseitigen Anwendungsmöglichkeiten der ACT spiegeln sich auch in den SIGs wider: Mit Hilfe von SIGs werden nicht nur Anwendungsmöglichkeiten in Kontexten wie der Klinik, Kinder-/Jugendhilfe und Selbsthilfe diskutiert, sondern auch Möglichkeiten außerhalb der Psychopathologie und Psychotherapie, z. B. im Kontext des Klimawandels.

Speziell zeichnen sich sowohl die englischsprachige als auch die deutschsprachige Gesellschaft durch ihre Werte der Gemeinschaftlichkeit, Kollegialität und Großzügigkeit aus. So sind auf den Webseiten beider Gesellschaften (zum Teil sogar für Nichtmitglieder) eine große Anzahl an

2 Spezielle-Interessen-Gruppen: https://dgkv.info/dgkv/deutschsprachige-spezielle-interessen-gruppen-sigs-und-arbeitsgruppen/; Therapeut:innen-Vermittlung: https://dgkv.info/therapiesuche/; Weiterbildner:innen-Vermittlung: https://dgkv.info/weiterbildung-und-termine/trainerliste/; Informationen: https://dgkv.info/termine/.

Weiterbildungs- (Videos wie Texte) und Therapiematerialien in unterschiedlichsten Ausführungen und Sprachen abrufbar. Weitere Infos zur Fort- und Weiterbildung werden im Folgenden (▶ Kap. 12) erläutert.

12 Infos zu Aus-, Fort- und Weiterbildung

Anlehnend an die zuvor beschriebenen Werte, die sich die internationale und deutschsprachige Gesellschaft gegeben hat, ist die Anwendung von ACT-Ansätzen nicht auf Berufsgruppen oder Settings begrenzt. Zertifizierte ACT-Therapeut:innen oder einen offiziellen Zertifizierungsprozess gibt es entsprechend nicht. Die ACT-Community hat sich dagegen entschieden, da dies nur zu geschlossenen hierarchischen Prozessen führen würde, die im Gegensatz zu den selbst gewählten Werten der Gesellschaft stehen würden. Vielmehr versucht man auf die zuvor (▶ Kap. 11) dargelegten Werte zu verweisen, um Aus-, Weiter- und Fortbildungsprozessen einen Rahmen zu geben. Zudem werden nicht die Weiterbildungen selbst, sondern die Weiterbildner:innen, in einem Peer-Review-Prozess sozusagen »ausgewiesen«.

Andere in der ACT weiterzubilden ist auch erlaubt, ohne ein:e Peer-Reviewed-ACT-Trainer:in zu sein. Letztere werden aber auf den Seiten der ACBS und der DGKV e.V. ausgewiesen und haben sich einem internen Akkreditierungsprozess unterzogen. Ein solcher Peer-Review Prozess erfordert

1. die Zustimmung zu den Werten und Grundsätzen für ACT-Trainer:innen,
2. den Besitz eines Abschlusses in einem relevanten Bereich der Verhaltensforschung,
3. nach dem Ermessen der Organisation einen guten Charakter,
4. die Beherrschung der Kernprozesse und -fähigkeiten der ACT,
5. eine gute Effektivität in der Ausbildung anderer in der ACT, sowie
6. gute Kenntnisse der wissenschaftlichen und philosophischen Grundlagen der ACT.

Ein wesentlicher Bestandteil des Akkreditierungsprozesses zum/zur Peer-Reviewed-ACT-Trainer:in ist eine Live- bzw. Video-Begutachtung einer Weiterbildung.

Wie bereits zuvor erwähnt, werden Fort- und Weiterbildungsangebote unter anderem auch auf den entsprechend bereits zuvor aufgeführten Webseiten der ACBS oder der DGKV e.V. aufgeführt.

Literatur

Abramowitz JS, Moore EL (2007) An experimental analysis of hypochondriasis. Behaviour Research and Therapy 45(3): 413–424.

Acarturk C, Uygun E, Ilkkursun Z, et al. (2022) Effectiveness of a WHO self-help psychological intervention for preventing mental disorders among Syrian refugees in Turkey: a randomized controlled trial. World Psychiatry 21(1): 88–95.

ACBS Association for Contextual Behavioral Science (2023) ACT Randomized Controlled Trials (1986 to present). (https://contextualscience.org/act_randomized_controlled_trials_1986_to_present, Zugriff am 26.01.2023)

American Psychiatric Association (2013) Diagnostic and Statistical Manual of Mental Disorders (DSM), 5th Edition. Washington, DC, USA: American Psychiatric Association.

Arch JJ, Twohig MP, Deacon BJ, et al. (2015) The credibility of exposure therapy: Does the theoretical rationale matter? Behaviour Research and Therapy 72: 81–92.

Barnes-Holmes D, Barnes-Holmes Y, Luciano C, et al. (2017) From the IRAP and REC model to a multi-dimensional multi-level framework for analyzing the dynamics of arbitrarily applicable relational responding. Journal of Contextual Behavioral Science 6(4): 434–445.

Beck AT, Rush AJ, Shaw B, et al. (1979) Cognitive therapy of depression. New York: Guilford.

Benito KG, Walther M (2015) Therapeutic process during exposure: Habituation model. Journal of Obsessive-Compulsive and Related Disorders 6: 147–157.

Benoy C, Knitter B, Knellwolf L, et al. (2019) Assessing psychological flexibility: validation of the open and engaged state questionnaire. Journal of Contextual Behavioral Science 12: 253–260.

Benoy C, Knitter B, Schumann, et al. (2019) Treatment sensitivity: Its importance in the measurement of psychological flexibility. Journal of Contextual Behavioral Science 13: 121–125.

Biglan A, Hayes SC (2015) Functional contextualism and contextual behavioral science. The Wiley handbook of contextual behavioral science: 17–36.

Bohlmeijer E, Ten Klooster PM, Fledderus M, et al. (2011) Psychometric properties of the five facet mindfulness questionnaire in depressed adults and development of a short form. Assessment 18(3): 308–320.

Bond FW und Flaxman P (2006) The ability of psychological flexibility and job control to predict learning, job performance, and mental health. Journal of Organizational Behavior Management 26(1–2): 113–130.

Bond FW, Flaxman PE, Bunce D (2008) The influence of psychological flexibility on work redesign: Mediated moderation of a work reorganization intervention. Journal of Applied Psychology 93(3): 645–654.

Bond FW, Hayes SC, Baer RA, et al. (2011) Preliminary psychometric properties of the Acceptance and Action Questionnaire–II: A revised measure of psychological inflexibility and experiential avoidance. Behavior therapy 42(4): 676–688.

Bricker JB, Tollison SJ (2011) Comparison of Motivational Interviewing with Acceptance and Commitment Therapy: A conceptual and clinical review. Behavioural and Cognitive Psychotherapy 39(5): 541–559.

Burian R (2021) Implementierung von ACT als berufsgruppen-übergreifendes Therapiekonzept in klinischen Teams. In: Romanczuk-Seiferth N, Burian R, Diefenbacher A (Hrsg.) ACT in Klinik und Tagesklinik – Arbeiten mit der Akzeptanz- und Commitment-Therapie in multiprofessionellen Teams. Stuttgart: Kohlhammer. S. 52–60.

Caspar F (2007) Beziehungen und Probleme verstehen. Eine Einführung in die psychotherapeutische Plananalyse. 3. Aufl. Mannheim: Huber.

Cassidy S, Roche B, Colbert D, et al. (2016). A relational frame skills training intervention to increase general intelligence and scholastic aptitude. Learning and Individual Differences 47: 222–235.

China C, Hansen LB, Gillanders DT, et al. (2018) Concept and validation of the German version of the Cognitive Fusion Questionnaire (CFQ-D). Journal of Contextual Behavioral Science 9: 30–35.

Ciarrochi J, Bailey A (2010) Akzeptanz- und Commitment-Therapie in der KVT. Weinheim, Basel: Beltz.

Ciarrochi J, Sahdra B, Hofmann SG, et al. (2022) Developing an item pool to assess processes of change in psychological interventions: The Process-Based Assessment Tool (PBAT). Journal of Contextual Behavioral Science 23: 200–213.

Creswell JD, Welch WT, Taylor SE, et al. (2005) Affirmation of personal values buffers neuroendocrine and psychological stress responses. Psychological Science 16(11): 846–851.

Dambacher C, Samaan M (2020) Akzeptanz- und Commitmenttherapie in der Gruppe. Weinheim: Beltz.

Davies CD, Niles AN, Pittig A, et al. (2015) Physiological and behavioral indices of emotion dysregulation as predictors of outcome from cognitive behavioral therapy and acceptance and commitment therapy for anxiety. Journal of Behavior Therapy and Experimental Psychiatry 46: 35–43.

Dereix-Calonge I, Ruiz FJ, Sierra MA, et al. (2019) Acceptance and commitment training focused on repetitive negative thinking for clinical psychology trainees: A randomized controlled trial. Journal of Contextual Behavioral Science 12: 81–88.

Doorley JD, Goodman FR, Kelso KC, et al. (2020) Psychological flexibility: What we know, what we do not know, and what we think we know. Social and Personality Psychology Compass 14(12): 1–11.

Drupp M, Meyer M (2019) Belastungen und Arbeitsbedingungen bei Pflegeberufen – Arbeitsunfähigkeitsdaten und ihre Nutzung im Rahmen eines Betrieblichen Gesundheitsmanagements. In: Jacobs K, Kuhlmey A, Greß S, Klauber J, Schwinger A (Hrsg.) Pflege-Report 2019. Berlin, Heidelberg: Springer.

Flaxman PE, Bond FW, Livheim F (2013) The mindful and effective employee: An acceptance and commitment therapy training manual for improving well-being and performance. Oakland, CA, USA: New Harbinger.

Foody M, Barnes-Holmes Y, Barnes-Holmes D, et al. (2014) RFT for clinical use: The example of metaphor. Journal of Contextual Behavioral Science 3(4): 305–313.

Gámez W, Chmielewski M, Kotov R, et al. (2011) Development of a measure of experiential avoidance: the Multidimensional Experiential Avoidance Questionnaire. Psychological assessment 23(3): 692.

Gámez W, Chmielewski M, Kotov R, et al. (2014) The brief experiential avoidance questionnaire: development and initial validation. Psychological Assessment 26(1): 35.

Gifford EV, Hayes SC (1999) Functional contextualism: A pragmatic philosophy for behavioral science. In: O'Donohue W, Kitchener R (Hrsg.) Handbook of behaviorism. San Diego: Academic Press. S. 285–327.

Gillanders DT, Bolderston H, Bond FW, et al. (2014) The development and initial validation of the cognitive fusion questionnaire. Behavior therapy 45(1): 83–101.

Giovannetti AM, Pöttgen J, Anglada E, et al. (2022) Cross-Country Adaptation of a Psychological Flexibility Measure: The Comprehensive Assessment of Acceptance and Commitment Therapy Processes. International Journal of Environmental Research and Public Health 19(6): 3150.

Gloster AT, Walder N, Levin M, Twohig M, Karekla M (2020) The empirical status of Acceptance and Commitment Therapy: A review of meta-analyses. Journal of Contextual Behavioral Science 18: 181–192.

Gloster AT, Haller E (2022) Meaningful and Lasting Change – Psychotherapy in the Light of Evolutionary Processes. Clinical Psychology in Europe 4: e9859.

Gloster AT, Block VJ, Klotsche J, et al. (2021) Psy-Flex: A contextually sensitive measure of psychological flexibility. Journal of Contextual Behavioral Science 22: 13–23.

Gloster AT, Gerlach AL, Hamm A, et al. (2015) 5HTT is associated with the phenotype psychological flexibility: results from a randomized clinical trial. European Archives of Psychiatry and Clinical Neuroscience 265(5): 399–406.

Gloster AT, Hoyer J, Karekla M, et al. (2021) How response styles moderate the relationship between daily stress and social interactions in depression, social phobia, and controls. Psychotherapy and Psychosomatics 90(4): 280–284.

Gloster AT, Hummel KV, Lyudmirskaya I, et al. (2012) Aspects of exposure therapy in acceptance and commitment therapy. Exposure Therapy. Springer, New York, NY. S. 127–152.

Gloster AT, Klotsche J, Aggeler T, et al. (2019) Psychoneuroendocrine evaluation of an acceptance and commitment based stress management training. Psychotherapy Research 29(4): 503–513.

Gloster AT, Klotsche J, Ciarrochi J, et al. (2017) Increasing valued behaviors precedes reduction in suffering: Findings from a randomized controlled trial using ACT. Behaviour Research and Therapy 91: 64–71.

Gloster AT, Meyer AH, Klotsche J, et al. (2021) The spatiotemporal movement of patients in and out of a psychiatric hospital: an observational GPS study. BMC Psychiatry 21(1): 1–10.

Gloster AT, Rinner MT, Meyer AH (2020) Increasing prosocial behavior and decreasing selfishness in the lab and everyday life. Scientific Reports 10(1): 1–9.

Gloster AT, Walder N, Levin ME, et al. (2020) The empirical status of acceptance and commitment therapy: A review of meta-analyses. Journal of Contextual Behavioral Science 18: 181–192.

Grawe K (2000) Psychologische Therapie. 2. Aufl. Göttingen: Hogrefe.

Harris R (2009) ACT made simple: An easy-to-read primer on acceptance and commitment therapy. Oakland, CA, USA: New Harbinger.

Harris R (2013) Getting unstuck in ACT: A clinician's guide to overcoming common obstacles in acceptance and commitment therapy. Oakland, CA, USA: New Harbinger Publications.

Harris R (2006) Embracing your demons: An overview of acceptance and commitment therapy. Psychotherapy in Australia, 12(4): 2–8.

Hautzinger M, Keller F, Kühner C (2006) Das Beck Depressionsinventar II. Deutsche Bearbeitung und Handbuch zum BDI-II. Frankfurt: Pearson.

Hayes SC, Strohsal K, Wilson K (2014) Akzeptanz- und Commitment-Therapie: Achtsamkeitsbasierte Veränderungen in Theorie und Praxis. 1. Aufl. Paderborn: Junfermann.

Hayes SC (2004) Acceptance and commitment therapy, relational frame theory, and the third wave of behavior therapy. Behavior Therapy 35: 639–665.

Hayes, SC, Strosahl, K.D. & Wilson, K.G. (2004). Akzeptanz- und Commitment Therapie. Ein erlebnisorientierter Ansatz zur Verhaltensänderung. München: CIP Medien.

Hayes SC, Luoma JB, Bond FW, Masuda A, Lillis J (2006) Acceptance and commitment therapy: Model, processes and outcomes. Behaviour Research and Therapy 44(1): 1–25.

Hayes SC, Masuda A, De Mey H (2003) Acceptance and Commitment Therapy and the third wave of behavior therapy. Gedragstherapie (Dutch Journal of Behavior Therapy) 2: 69–96.

Hayes SC, Strosahl KD, Wilson KG (1999) Acceptance and commitment therapy: An experiential approach to behavior change. New York, NY, USA: Guilford Press.

Hayes SC (1981) Comprehensive cognitive distancing procedures. Unpublished manuscript, University of North Carolina at Greensboro.

Hayes SC (1987) A contextual approach to therapeutic change. In: N. S. Jacobson (Hrsg.) Psychotherapists in clinical practice: Cognitive and behavioral perspectives. New York: Guilford. S. 327–387.

Hayes SC (2004) Acceptance and Commitment Therapy, Relational Frame Theory, and the Third Wave of Behavioral and Cognitive Therapies. Behavior Therapy 35: 639–665.

Hayes SC, Hayes LJ (1989) The verbal action of the listener as a basis for rule governance. In: S. C. Hayes (Hrsg.) Rule-governed behavior: Cognition, contingencies, and instructional control. New York: Plenum. S. 153–190.

Hayes SC, Sanford BT (2014) Cooperation came first: Evolution and human cognition. Journal of the Experimental Analysis of Behavior 101(1): 112–129.

Hayes SC, Barnes-Holmes D, Roche B (Hrsg.) (2001) Relational frame theory: A post-Skinnerian account of human language and cognition. New York: Kluwer Academic/Plenum Publishers.

Hayes SC, Ciarrochi J, Hofmann SG, et al. (2022) Evolving an idionomic approach to processes of change: Towards a unified personalized science of human improvement. Behaviour Research and Therapy 156: 104155.

Hayes SC, Hayes LJ, Reese HW (1988) Finding the philosophical core: A review of Stephen C. Pepper's World hypotheses: a study in evidence. Journal of the Experimental Analysis of Behavior 50(1): 97–111.

Hayes SC, Hofmann SG, Ciarrochi J (2020) A process-based approach to psychological diagnosis and treatment: The conceptual and treatment utility of an extended evolutionary meta model. Clinical Psychology Review 82: 101908.

Hayes SC, Law S, Assemi K, et al. (2021) Relating is an operant: A fly over of 35 years of RFT research. Perspectivas em Análise do Comportamento 12(1): 005–032.

Hayes SC, Strosahl KD, Wilson KG (2012) Acceptance and Commitment Therapy. 2. Aufl. New York, NY, USA, London: The Guilford Press.

Hayes SC, Strosahl KD, Wilson KG (1999) Acceptance and Commitment Therapy: An experiential approach to behavior change. New York, NY, USA: Guilford Press.

Hayes SC, Hofmann SG (2021) »Third-wave« cognitive and behavioral therapies and the emergence of a process-based approach to intervention in psychiatry. World Psychiatry 20(3): 363–375.

Hayes SC, Wilson KG, Gifford EV, et al. (1996) Experiential avoidance and behavioral disorders: A functional dimensional approach to diagnosis and treatment. Journal of Consulting and Clinical Psychology 64(6): 1152–1168.

Hofmann SG, Asmundson GJG (2008) Acceptance and mindfulness-based therapy: new wave or old hat? Clinical Psychology Review 28(1): 1–16.

Hofmann SG, Hayes SC, Lorscheid DN (2021) Learning Process-based Therapy: A Skills Training Manual for Targeting the Core Processes of Psychological Change in Clinical Practice. Oakland, CA, USA: New Harbinger.

Hofmann SG, Asmundson GJG (2008) Acceptance and mindfulness-based therapy: New wave or old hat? Clinical Psychology Review 28(1): 1–16.

Hoyer J, Gloster AT (2013) Psychologische Flexibilität messen = Measuring psychological flexibility: Der Fragebogen zu Akzeptanz und Handeln–II (FAH-II): The Acceptance and Action Questionnaire–II (AAQ-II). Verhaltenstherapie 23(1): 42–44.

Hughes S, Barnes-Holmes D (2011) On the formation and persistence of implicit attitudes: New evidence from the implicit relational assessment procedure (IRAP). The Psychological Record 61(3): 391–410.

Insel T, Cuthbert B, Garvey M, Heinssen R, Pine DS, Quinn K, Wang P (2010) Research domain criteria (RDoC): Toward a new classification framework for research on mental disorders. The American Journal of Psychiatry 167: 748–751.

Klingen (2021) Let's ACT. Akzeptanz- und Commitment-Therapie für Gruppe. Stuttgart: Klett-Cotta.

Kohlenberg RJ, Tsai M (1991) Functional analytic psychotherapy: Creating intense and curative therapeutic relationships. New York, NY, USA: Plenum Press.

Lappalainen R, Lehtonen T, Skarp E, et al. (2007) The impact of CBT and ACT models using psychology trainee therapists: A preliminary controlled effectiveness trial. Behavior Modification 31(4): 488–511.

Levin ME, Hildebrandt MJ, Lillis J, et al. (2012) The impact of treatment components suggested by the psychological flexibility model: A meta-analysis of laboratory-based component studies. Behavior Therapy 43(4): 741–756.

Levin ME, Twohig MP, Smith BM (2015) Contextual behavioral science: An overview. In: Zettle RD, Hayes SC, Barnes-Holmes D, Biglan A (Hrsg.) The Wiley handbook of contextual behavioral science. S. 17–36.

Linden M (2011) Therapeutisches Milieu, Healing Environment in medizinischer Rehabilitation und stationärer Behandlung. Berlin: Medizinisch Wissenschaftliche Verlagsgesellschaft.

Linehan MM (1993) Cognitive-behavioral treatment of borderline personality disorder. New York, NY, USA: Guilford Press.

Linehan M (2014) DBT Skills training manual. New York, NY: Guilford Publications.

Lotz N (2016) Metaphern in der Akzeptanz- und Commitmenttherapie: mit E-Book inside und Arbeitsmaterial. Weinheim: Beltz.

Luciano C, Molina F, Gutiérrez-Martínez O, et al. (2010) The impact of acceptance-based versus avoidance-based protocols on discomfort. Behavior Modification 34(2): 94–119.

McCracken LM (2013) Committed action: An application of the psychological flexibility model to activity patterns in chronic pain. The Journal of Pain 14(8): 828–835.

McCracken LM, Chilcot J, Norton S (2015) Further development in the assessment of psychological flexibility: A shortened Committed Action Questionnaire (CAQ-8). European Journal of Pain (London, England) 19(5): 677–685.

McCullough, JP (2007) Behandlung von Depressionen mit dem Cognitive Behavioral Analysis System of Psychotherapy (CBASP). Therapiemanual. München: CIP-Medien.

McKay M, Lev A, Skeen M (2013) ACT und Schematherapie. Lichtenau: GP Probst.

Michalak J, Zarbock G, Drews M, et al. (2016) Erfassung von Achtsamkeit mit der deutschen version des five facet mindfulness questionnaires (FFMQ-D). Zeitschrift für Gesundheitspsychologie 24(1): 1–12.

Miller WR, Rollnick S (2015) Motivierende Gesprächsführung. Freiburg: Lambertus.

Milne D, James I (2000) A systematic review of effective cognitive-behavioural supervision. British Journal of Clinical Psychology 39(2): 111–127.

Morris EMJ, Bilich-Eric L (2017) A framework to support experiential learning and psychological flexibility in supervision: SHAPE. Australian Psychologist 52: 104–113.

Pears S, Sutton S (2021a) Effectiveness of Acceptance and Commitment Therapy (ACT) interventions for promoting physical activity: a systematic review and meta-analysis. Health Psychology Review 15(1): 159–184.

Pears S, Sutton S (2021b) Effectiveness of Acceptance and Commitment Therapy (ACT) interventions for promoting physical activity: a systematic review and meta-analysis [Supplemental Matieral]. Health Psychology Review 15(1 (Suppl.)): 159–184.

Pepper SC (1942) World hypotheses: A study in evidence (Vol. 31). Berkeley, CA, USA: Univ of California Press.

Polk KL, Schoendorff BS, Webster M, Olaz FO (2016) The Essential Guide to the ACT Matrix: A Step-by-Step Approach to Using the ACT Matrix Model in Clinical Practice. 1. Aufl. Oakland, CA, USA: New Harbinger.

Polk K, Schoendorff B (2014) The ACT matrix: A new approach to building psychological flexibility across settings and populations. Oakland, CA, USA: New Harbinger.

Radkovsky A, Berking M (2012) Kognitive Verhaltenstherapie. In: Berking M, Rief W (Hrsg.) Klinische Psychologie und Psychotherapie für Bachelor. Springer-Lehrbuch. vol 5024. Berlin, Heidelberg: Springer.

Ren Z, Zhao C, Bian C, et al. (2019) Mechanisms of the acceptance and commitment therapy: A meta-analytic structural equation model. Acta Psychologica Sinica 51(6): 662–676.

Romanczuk-Seiferth (2022) Die dritte Welle der KVT: neue psychotherapeutische Behandlungsansätze für Zwangsstörungen am Beispiel der Akzeptanz- und Commitment-Therapie (ACT). In: Benoy C, Walter M (Hrsg.) Zwangsstörung. Stuttgart: Kohlhammer. S. 212–226.

Romanczuk-Seiferth N (2021) Die Arbeit mit ACT in der Supervision von klinischen Teams. In: Romanczuk-Seiferth N, Burian R, Diefenbacher A (Hrsg.) ACT in Klinik und Tagesklinik – Arbeiten mit der Akzeptanz- und Commitment-Therapie in multiprofessionellen Teams. Stuttgart: Kohlhammer. S. 205–232.

Romanczuk-Seiferth N, Burian R, Diefenbacher A (Hrsg.) (2021) ACT in Klinik und Tagesklinik – Arbeiten mit der Akzeptanz- und Commitment-Therapie in multiprofessionellen Teams. Stuttgart: Kohlhammer.

Ruiz Jiménez FJ (2012) Acceptance and Commitment Therapy versus Traditional Cognitive Behavioral Therapy: A Systematic Review and Meta-analysis of Current Empirical Evidence. International Journal of Psychology and Psychological Therapy 12(3): 333–358.

Safran JD, Muran JC (2000) Negotiating the therapeutic alliance: a relational treatment guide. Guilford.

Sanford BT, Ciarrochi J, Hofmann SG, et al. (2022) Toward empirical process-based case conceptualization: An idionomic network examination of the process-based assessment tool. Journal of Contextual Behavioral Science 25: 10–25.

Schaeuffele C, Knaevelsrud C, Renneberg B, et al. (2022) Psychometric Properties of the German Brief Experiential Avoidance Questionnaire (BEAQ). Assessment 29(7): 1406–1421.

Scherr SR, Herbert JD, Forman EM (2015) The role of therapist experiential avoidance in predicting therapist preference for exposure treatment for OCD. Journal of Contextual Behavioral Science 4(1): 21–29.

Schudel K, Multamäki S (2021) Team- und Fallbesprechungen ACTisch gestalten. In: Romanczuk-Seiferth N, Burian R, Diefenbacher A (Hrsg.) ACT in Klinik und Tagesklinik – Arbeiten mit der Akzeptanz- und Commitment-Therapie in multiprofessionellen Teams. Stuttgart: Kohlhammer. S. 192–204.

Schug S (2016) Therapie-Tools: Achtsamkeit.1. Auflage. Weinheim: Beltz.

Schulz von Thun F, Stegemann W (2004) Das innere Team in Aktion. Hamburg: Rowolth.

Segal ZV, Williams JMG, Teasdale JD (2001) Mindfulness-Based Cognitive Therapy for Depression: A New Approach to Preventing Relapse. New York, NY, USA: Guilford Press.

Shallcross AJ, Lu NY, Hays RD (2020) Evaluation of the psychometric properties of the five facet of mindfulness questionnaire. Journal of Psychopathology and Behavioral Assessment 42(2): 271–280.

Skinner BF (1981) Selection by consequences. Science 213: 501–504.

Stewart JM (2012) Mindfulness, Acceptance and the Psychodynamic Evolution. New York, NY, USA: Context Press.

Stockton D, Kellett S, Berrios R, et al. (2019) Identifying the underlying mechanisms of change during acceptance and commitment therapy (ACT): A systematic review of contemporary mediation studies. Behavioural and Cognitive Psychotherapy 47(3): 332–362.

Strosahl KD, Gustavsson T, Robinson PJ (2012) Brief Interventions for Radical Behavior Change: Principles and Practice for Focused ACT. Oakland, CA, USA: New Harbinger.

Strosahl KD, Robinson PJ, Gustavsson T (2015) Inside This Moment: A Clinician's Guide to Using the Present Moment to Promote Radical Change in ACT. Oakland, CA, USA: New Harbinger.

Terhorst Y, Baumeister H, McCracken LM, et al. (2020) Further development in the assessment of psychological flexibility: validation of the German committed action questionnaire. Health and Quality of Life Outcomes 18(1): 1–9.

Twohig MP, Abramowitz JS, Bluett EJ, et al. (2015) Exposure therapy for OCD from an acceptance and commitment therapy (ACT) framework. Journal of Obsessive-Compulsive and Related Disorders 6: 167–173.

Vilardaga R, Hayes SC (2009) Acceptance and Commitment Therapy and the Therapeutic Relationship Stance. European Psychotherapy 9(1): 1–23.

Villanueva J, Meyer AH, Rinner MT, et al. (2020) The everyday lives of in-and outpatients when beginning therapy: The importance of values-consistent behavior. International Journal of Clinical and Health Psychology 20(2): 91–99.

Villanueva J, Meyer AH, Rinner MT, et al. (2019) »Choose change«: design and methods of an acceptance and commitment therapy effectiveness trial for transdiagnostic treatment-resistant patients. BMC Psychiatry 19(1): 1–12.

Walser RD, O'Connell M (2021) Acceptance and commitment therapy and the therapeutic relationship: Rupture and repair. Journal of Clinical Psychology 77(2): 429–440.

Wengenroth M (2017) Therapie-Tools: Akzeptanz und Commitmenttherapie (ACT). In Therapie-Tools: Akzeptanz und Commitmenttherapie (ACT).2. Aufl. Weinheim: Beltz.

Westrup D, Wright MJ (2017) Learning ACT for group treatment: An acceptance and commitment therapy skills training manual for therapists. Oakland, CA, USA: New Harbinger.

Wilson DS, Hayes SC, Biglan A, et al. (2014) Evolving the future: Toward a science of intentional change. The Behavioral and Brain Sciences 37(4): 395–416.

Wilson KG, Sandoz EK (2008) Mindfulness, values, and therapeutic relationship in Acceptance and Commitment Therapy. In: Hick SF, Bein T (Hrsg.) Mindfulness and the therapeutic relationship. S. 89–106.

Wilson KG, Sandoz EK, Kitchens J, et al. (2010). The Valued Living Questionnaire: Defining and measuring valued action within a behavioral framework. The Psychological Record, 60(2), 249–272.

Wilson K, Dufrene T (2008) Mindfulness for two. Oakland, CA, USA: New Harbinger.

World Health Organization (2022) International statistical classification of diseases and related health problems. 11th Revision. (https://icd.who.int/browse11/l-m/en, Zugriff am 27.09.2022)

Wyatt WJ, Hawkins RP, Davi, P (1986) Behaviorism: Are reports of its death exaggerated? The Behavior Analyst, 9(1), 101–105.

Young JE, Klosko JS, Weishaar ME (2003) Schema therapy: a practitioner's guide. New York, NY, USA: Guilford Press.

Zettle RD (2005) The evolution of a contextual approach to therapy: From comprehensive distancing to ACT. International Journal of Behavioral Consultation and Therapy 1(2): 77–89.

Zettle RD, Hayes SC (1982) Rule-governed behavior: A potential theoretical framework for cognitive-behavioral therapy. In: Kendall PC (Hrsg.) Advances in cognitive-behavioral research and therapy (Vol. 1, pp. 73–118). New York, NY, USA: Academic Press.

Zou Y, Li P, Hofmann SG, et al. (2020) The Mediating Role of Non-reactivity to Mindfulness Training and Cognitive Flexibility: A Randomized Controlled Trial. Frontiers in Psychology 11(June): 1–13.

Sachwortverzeichnis

V

Z